事務職といえども，医療専門用語を"読んで"も"聞いて"も理解できるようにならなければ，患者への適切な対〔応〕はできませんし，医療事務の仕事も行えません。以下に記すような視点と方法で系統的・発展的に学んでいくと，〔〕最初は難しく感じられた医療用語の意味やその使い方が，いつのまにか身についているはずです。

医療用語学習のポイント

●漢字の読みを調べましょう。

●どのような意味なのかを調べましょう。

●関連のある用語はないか調べましょう。

●英語を調べましょう。

●略語を索引から調べましょう。

> （略語は，英語を基本につくられています。どの部分を使って略語になっているのか，略語にするときの略し方にルールがあるのか，などを考えてみてください。）

●英語から逆に日本語を考えましょう。

●検査についての用語や，検査項目の略語をすべて書き出しましょう。

●どのような疾患を見つけるための指標となる検査なのかを調べましょう。

●少し難しいですが，太字になっていない用語についても医学用語辞典などを使って調べましょう。（インターネットでも調べることができます。検索してみましょう。）

●処方・処置に使用される薬剤名，その作用・副作用について，薬の辞書などを使って調べましょう。（インターネットでも調べることができます。検索してみましょう。）

診断・治療：本書の解説による診療録の読取り
（＊太字は，本書に解説が載っている用語です。カギカッコ内は本書の解説）

〔下〕に掲げた診療緑を読み取ってみましょう。

患者は**高血圧症**「健常時の血圧よりも高い状態が持続する病態」に罹患しており，**不整脈**「脈のリズムが不規則になっているもの」も訴えています。また，**骨粗鬆症**「骨の形成が加齢に伴って低下して，骨量が減少し，骨がもろくなる状態」でもあります。

したがって，**内科**「成人の非外科的疾患を扱う医学分野。主に薬物治療を行う」と**整形外科**「骨・関節・筋肉の治療診断を行う」の二人の医師が診療を担当しています。

10月3日の来院時には，**検尿**と**検血**（検査項目については，後見返しを参照）を行い，**心電図**「心臓の機能を電気信号に変換して，波形として記録する検査システム」をとって状態を確認したのち説明し，生活と食事についての指導を行いました。また，病院外の薬局から**処方**「病気の治療に必要な内服薬，外用薬，注射などの医薬品を患者へ出す」するために，**Rp**「処方箋；その患者の治療のために使用する薬品名と量，投与方法を薬剤師宛に書いた書類」を書いています。

10月28日の朝，階段から落ちて額に傷をおい，**骨折**「骨の連続性が断たれた状態」の疑いもあって緊急来院しました。

医師は傷の**縫合**「創傷部または手術部を縫い合わせること」と，**デブリードマン**「感染して壊死組織で汚染されているときに，汚い組織を取り除き，創傷部を清潔に処置すること」を行い，**軟膏**「皮膚に塗る薬」を傷の部分に塗っています。

また，**X-P**「X線撮影」を行い，右前腕部に骨折が確認されたため，右前腕から手にかけて**ギプス**「骨折や脱臼などの治療のために患部を動かさないよう保護する器材」を装着しました。

10月31日には**動悸**「心臓の拍動を自覚し，違和感や強い鼓動を感じる状態〔」〕医師は心電図によって，大きな異変のないことを確認し，生活習慣等に〔ついて同じ〕方を指示しました。

また，10月28日のけがの治り具合を確認し，軟膏を傷に塗っています。

〔…〕同じ薬の処〔方〕

医療秘書教育全国協議会　編

新 医療秘書医学シリーズ

7

三訂 医療用語

井上　肇・瀧本美也　共著

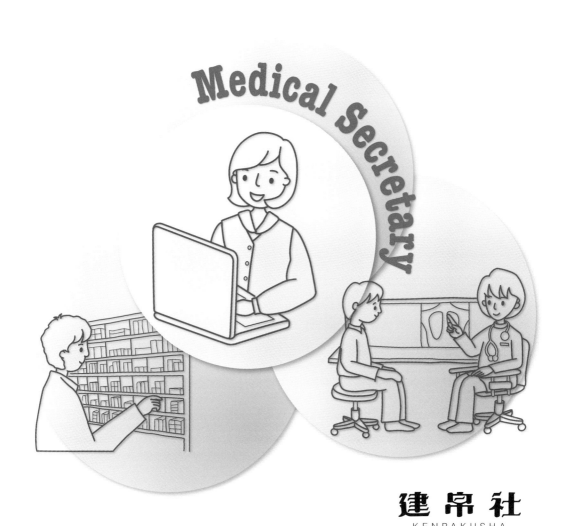

Medical Secretary

建帛社
KENPAKUSHA

新 医療秘書医学シリーズ刊行にあたって

　　近年の医療技術の発展は，これまで治療は不可能と考えられてきた多くの患者さんの救命を可能にしました。ところが，絶え間のない新薬の開発，新規医療技術の確立は，高度な専門性を有した人材でないと対応できなくなり，医療スタッフおのおのの職分・職能がどんどん細分化され複雑化してきています。

　　一昔前であれば，医療事務に携わる事務系職員はこういった新規技術や新薬が開発されても，粛々と保険請求業務を遂行できていたはずです。しかし，現在その様相は大きく変わろうとしています。新規技術や新薬は驚くほどに高額となり，一方で，増え続ける医療費圧縮のために，その適応や適用は複雑化し，診療報酬の請求もひとつ間違えれば，患者さんを不幸にするばかりでなく病院経営の根幹を揺るがしかねない状況になってきています。

　　このような状況のもと，医療事務職員にもある一定の医学的専門知識と，その知識を生かした保険請求能力が要求されるようになっています。チーム医療が叫ばれて久しいですが，従来は医師・看護師・薬剤師などの医療スタッフとは一線を画していたと考えられる事務系職員もチーム医療の一翼を担い，患者さんの幸せと病院の健全経営にかかわる必要があることが認識されてきています。万一欠けることがあれば，病院経営どころか診療すら行えない状況です。専門性に富んだ医療秘書職（事務職）の養成は時代の要請です。

　　医療秘書技能検定試験は，このような時代の要請に応えうる技能検定としてすでに25年の歴史を刻み，検定取得は学生の自己評価に役立つだけでなく，雇用側からは，修得した専門技能の判断材料として重用されてきています。

　　医学的基礎知識・医療関連知識を扱う領域Ⅱに適応する教科書シリーズは，技能検定の発足とほぼ同時に刊行されていましたが，必ずしも審査基準に沿った内容ではなく，審査基準に準拠した教科書の出版が全国の医療秘書養成校から切望されていました。

　　この度，教育現場・医療現場で活躍される先生方によって「新 医療秘書医学シリーズ」として編纂され，構成・内容を新たにした本シリーズは，医療秘書技能検定試験2級審査基準を踏まえた標準的テキスト（教科書）として用いられるように工夫しております。

　　本シリーズで学ばれた学生さんが，漏れなく検定試験に合格され，資格を取得して，医療人として社会に貢献できる人材となることを期待して，発刊の言葉と致します。

2012年9月

聖マリアンナ医科大学

井上　肇

三訂版刊行にあたって

医療秘書を志す皆さんに。

開いた教科書に目を落とせば，目に入る単語の読み方もわからなければ，意味もわからないでしょう。ひょっとすると，大きな決心とともに足を踏み入れたこの世界に，不安が一杯で，後悔すらしているかも知れません。

しかし，この瞬間は新たな希望の始まりであることに気がついて下さい。

皆さんは，少し前に何らかの別れを経験しているはずです。それは卒業？　退社？　決別？　理由は何でもよいのです。決別という大きな決心の結果，このスタートラインに立ったのです。周囲の人間も同じラインにいることにも気がついて下さい。最下位でもなければ，先頭でもない。自分を含めて周りの人間も，読めなくて当然，書けなくて当然，まして意味など知る由もない。不安になることは一切ありません。開き直って下さい。当然なのです。

今，あなたが教科書を広げているのは，大きな決心で決めたことです。

本書は前回の改訂から数えて既に5年を経ています。今回の改訂も新たな試みを踏襲し，索引を最初に移動して，辞書的に使えるようにしています。検定試験などの問題を復習するときに，格段に検索がしやすくなりました。よりわかりやすく簡潔に理解できるように説明に工夫を加えました。特に，対で覚えたほうがよい用語などの検索の容易さにも注意を払ったつもりです。

診療録を読めるようになることも重要な能力のひとつです。典型的な診療録を掲載してカルテ読解コーナーを前後の見返しにつくりました。SOAP や既往歴，現病歴，家族歴そして主訴の理解が容易になるものと思います。わからない診療録に出会ったら，ぜひこの教科書の表紙裏を開いてみてください。

決意は，スタートの始まりです。楽しんで学習して下さい。

2021 年 8 月

執筆者を代表して　井 上　　肇

初版まえがき

　医療秘書を目指す皆さんにとって最大の不安は言葉の壁でしょう。言葉を一言も話せない外国に独りぼっちでいるのと同じような不安と恐怖です。

　現代医療においては，医療秘書はもはや医療スタッフの一員です。秘書業務，点数業務だけできれば，それでよしと言えたのは過去の話です。病院・診療所・薬局では，これらはできて当たり前。それ以上の職能が求められます。

　貴方が患者として病院を訪れ受診するときのことを考えてみましょう。病院のスタッフは次のように話しかけるはずです。

　　受付：どうされました？

　　患者：昨日から熱があって，咳がひどくて夜もほとんど眠れませんでした。

　　受付：そうですか。お熱にお咳ですね。辛いですよね。少しお待ちください。

　貴方はこれで一安心するはずです。これを問診といいます。患者の状態を口頭で確認するのですが，この会話だけで，あなたの気分はいくぶんか落ち着きます。

　この会話を医療用語に翻訳すると，どうなるでしょう？

　　受付：先生，今，来院された患者さんですが，発熱が主訴で，睡眠障害を併発するような咳嗽を伴っています。診察順を変更しますか？

　　医師：そりゃ重症だね。他の患者さんやスタッフに感染する危険もあるから，隔離してまずは検査，採血を申し送っておいて。

　もし貴方がこの会話を聞けば，「自分の状態を正確に理解してくれている。この病院に来てよかった」と思い，気持ちもさらに落ち着くことでしょう。つまり，医療用語，医療会話というのは，短い言葉で正確に医療業務を遂行するために必須なのですが，同時に患者に信頼感と安心を与えることにも寄与しています。

　本書は，皆さんが医療に携わったときに問題なく仕事ができる最低限の用語を選択し収載しています。そして，現場で辞書代わりに使えるよう，診断治療の流れ，つまり，症状を訊き，検査を行って疾患を特定し，治療を行う，に沿うよう，臓器系・診療科別にまず「解剖」と「生理」に関する用語をあげ，次に「症状」「検査」「疾患」「治療」の順で用語を示す構成としました。

　テキストとして，簡易辞書として，学生生活のみならず就職後にも活用していただけるよう願ってやみません。

2012 年 3 月

　　　　　　　　　　　　　　　　　　　執筆者を代表して　井上　肇

目 次

Chapter 5　検査に関する用語　118

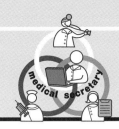

索引・略語

和 文 索 引 ①

す

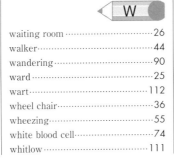
索引・略語

2 欧文索引

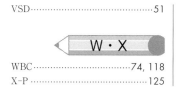

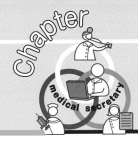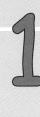

Chapter 1

病院・診療機関に関する用語

各診療科名 ①

● **眼科** （がんか）　　　　　　　　　　　　　　　　　　　　　　ophthalmology

眼の診断治療を行う診療科。

● **形成外科** （けいせいげか）　　　　　　　　　　　　　　　　　plastic surgery

身体の変形，欠損，傷跡などに対し，形態や機能を正常に近づけることを目的として外科治療を行う診療科。

● **外科** （げか）　　　　　　　　　　　　　　　　　　　　　　　surgery

手術によって治療を行う医学分野。

● **産婦人科** （さんふじんか）　　　　　　　　　　　　obstetrics and gynecology

女性生殖器疾患の診察治療を行う婦人科 gynecology と，妊娠・出産・新生児の診療を行う産科 obstetrics とに分かれていることもある。

● **歯科** （しか）　　　　　　　　　　　　　　　　　　　　　　　dental medicine

歯および歯茎の治療を行う診療科。

● **耳鼻咽喉科** （じびいんこうか）　　　　　　　　　　　　　　otorhinolaryngology

耳・鼻腔・咽頭の疾患を診療治療する診療科。

● **循環器科** （じゅんかんきか）　　　　　　　　　　　　　　　　cardiology

循環器系（心臓，血管）疾患の治療を行う診療科。

● **小児科** （しょうにか）　　　　　　　　　　　　　　　　　　　pediatrics

15 歳未満の小児の診療を行う。慢性疾患の場合は 18 歳までは継続診療ができる。

● **心療内科** （しんりょうないか）　　　　　　　　　　　　psycosomatic medicine

心身症やストレス性などの精神的な不調が原因となる内科的疾患の治療を行う診療科。

● **整形外科** （せいけいげか）　　　　　　　　　　　　　　　　　orthopedics

骨・関節・筋肉の治療診断を行う診療科。

● **精神科** （せいしんか）　　　　　　　　　　　　　　　　　　　psychiatry

精神疾患の治療診断を行う診療科。

● **内科** （ないか）　　　　　　　　　　　　　　　　　　　　　　internal medicine

成人の非外科的疾患を扱う医学分野。主に薬剤治療を行う。

● **脳神経外科** （のうしんけいげか）　　　　　　　　　　　　　　neurosurgery

中枢神経および末梢神経系の疾患のうち，手術対象となる脳出血，脳梗塞，脳腫瘍，頭部外傷などの治療を行う診療科。

● **脳神経内科** （のうしんけいないか）　　　　　　　　　　　　　neurology

中枢神経および末梢神経系の疾患のうち，手術対象とならない脳出血，脳梗塞，パーキンソン病，認知症などの治療を行う診療科。

● 泌尿器科 （ひにょうきか） urology

腎臓，膀胱など泌尿器系臓器疾患の診療治療を行う診療科。男性の性行為感染症の治療も行う。

● 皮膚科 （ひふか） dermatology

皮膚疾患の診療治療を行う診療科。

● 放射線科 （ほうしゃせんか） radiology

放射線を使用した診断治療を行う診療科。

● 麻酔科 （ますいか） anesthesiology

手術中の麻酔および痛みのコントロールを行う診療科。

その他の用語 2

● 医師 （いし） doctor （Dr）

病気の診断治療を行う専門家。

● 医療ソーシャルワーカー （いりょうそーしゃるわーかー） medical social worker （MSW）

社会福祉援助を業務とする専門家。

● 受付 （うけつけ） information

外来・入院手続，会計などの業務を行う場所。

● 栄養士 （えいようし） nutritionist, dietitian

栄養改善，栄養指導を行う専門職。病院内では患者の栄養指導のほか，入院患者の病態に合わせた献立の作成を行う。

● 回復室 （かいふくしつ） recovery room （RR）

手術後の患者が麻酔から覚め，容体が安定するまで過ごす部屋。

● 外来 （がいらい） outpatient clinic

通院治療を行う診療部門。

● 看護師 （かんごし） nurse

医師の指示のもと治療の補助を行うだけでなく，患者に寄り添ったケアを行う専門職。

● 冠疾患集中治療室 （かんしっかんしゅうちゅうちりょうしつ） （CCU）

冠状動脈系の疾患で，集中的に治療，看護が必要な患者が収容される病室。

● 患者 （かんじゃ） patient （Pt）

身体および精神に何らかの障害があり，回復や症状の軽減を希望して医療機関に来る人。

● 救急外来 （きゅうきゅうがいらい） emergency room （ER）

緊急処置を必要とする患者を診療する部署。患者の多くは救急車で搬送されて来る。

● 言語聴覚士 （げんごちょうかくし） speech-language-hearing therapist （ST）

言語障害患者を対象に治療，訓練を行う専門職。

● 作業療法士 （さぎょうりょうほうし） occupational therapist （OT）

精神疾患患者，身体障害者の社会復帰のための能力を回復させる治療，訓練を行う専門職。

● 事務員 （じむいん） clerk

病院内の医療にかかわるさまざまな事務手続きや会計を行う人員。入院患者にかかわる事務を行う者を外来受付で働く者と区別するため，病棟クラークとよぶ場合もある。

● 集中治療室 (しゅうちゅうちりょうしつ) (ICU)

重症で，集中的に治療および看護が必要な患者が収容される病室。一般の病室に比べ入室時に手指の消毒，ガウン，マスクの着用など制限がある。

● 手術室 (しゅじゅつしつ) operation room (OR)

外科的治療を行う部屋。入室時には手指の消毒や滅菌済みのガウンの着用など，感染予防が重要となる。

● 助産師 (じょさんし) midwife

分娩の介助，新生児，妊婦の看護を行う専門職。

● 診察室 (しんさつしつ) consultation room

医師が診察を行う部屋。

● 新生児室 (しんせいじしつ) newborn nursery

出産直後の新生児が入院する病室。母児別室の場合，授乳室が隣接している。

● 新生児集中治療室 (しんせいじしゅうちゅうちりょうしつ) (NICU)

低出生体重児など集中的に治療看護が必要な新生児が収容されている病室。感染症などを防止するため，父母以外の入室が制限される場合が多い。

● 診療所 (しんりょうじょ) dispensary

19 人以下の患者を入院させるための施設を有するもの（有床診療所，入院施設のないものは無床診療所）。実際には外来診療を中心とする。

● 診療放射線技師 (しんりょうほうしゃせんぎし) radiological technologist

放射線を使用した検査および治療補助を行う専門職。

● 大学病院 (だいがくびょういん)，大学附（付）属病院 (だいがくふぞくびょういん) university hospital

医科・歯科系大学に附（付）属する病院。一般診療のほか教育，研究のための施設でもある。

● 中央材料室 (ちゅうおうざいりょうしつ) central supply room

手術室および病院内で使用する治療器具などを洗浄，滅菌し保管する部署。手術室に隣接して設置される場合が多い。

● 入院 (にゅういん) admission hospitalization

検査，治療のために病院に泊ること。

● 病院 (びょういん) hospital

20 人以上の患者を入院させるための施設を有するもの。

● 病室 (びょうしつ) sick room

入院患者用の部屋。個室，複数患者用の部屋などがある。

● 病棟 (びょうとう) ward

病室，ナースステーションおよびそれに付随する施設のある場所。診療科別，系統別，重症度別の病棟がある。

● 病棟クラーク (びょうとうくらーく) clerk

病院内の医療にかかわるさまざまな事務手続きや会計を行う人員。外来受付で働く者を入院患者にかかわる事務を行う者と区別するため，事務員とよぶ場合もある。

● 病棟事務員 (びょうとうじむいん) clinical clerk

病棟内の入院患者に関する医療事務を行う人員。

● 分娩室 （ぶんべんしつ）　　　　　　　　　　　　　　　　　　　　　　　delivery room

分娩が行われる部屋。陣痛室，分娩室，回復室とに分かれている施設と，陣痛から回復までを1室で過ごす施設とがある。新生児室に隣接している場合が多い。

● 保健所 （ほけんじょ）　　　　　　　　　　　　　　　　　　　　　　public health center

地域住民の健康の保持・増進のために，必要な事業を行う行政機関。

● 待合室 （まちあいしつ）　　　　　　　　　　　　　　　　　　　　　　　waiting room

診察，事務手続きを待つための場所。

● 薬剤師 （やくざいし）　　　　　　　　　　　　　　　　　　　　　　　　　pharmacist

医師の指示（処方）のもと，薬剤を調剤し患者ごとの薬の用意および指導，情報提供をする専門家。

● 薬局 （やっきょく）　　　　　　　　　　　　　　　　　　　　　　　　　　pharmacy

薬剤師が医師の処方のもとに調剤業務を行い，薬を提供する場所。

● 理学療法士 （りがくりょうほうし）　　　　　　　　　　　　physical therapist （PT）

基本的身体能力を回復させるため，マッサージや物理的な治療，運動療法を指導する専門職。

● 理学療法室 （りがくりょうほうしつ）　　　　　　　　　　　　　rehabilitation room

身体に障害がある患者を対象に，基本的動作の回復を目標とし治療を行う場所。

● 臨床検査技師 （りんしょうけんさぎし）　　　　　　　　　　　medical technologist

臨床検査を行う専門職。

● 臨床検査室 （りんしょうけんさしつ）　　　　　　　　　　　　clinical laboratory

検体検査，生理学的検査など病院内の検査を行う部署。

● 臨床工学技士 （りんしょうこうがくぎし）　　　　　　　　　　　clinical engineer

手術室やICU，透析室などで，機器の操作点検を行う専門職。

● レントゲン室 （れんとげんしつ）　　　　　　　　　　　　　　　　　　　X-ray room

X線検査を行う場所。放射性物質を使用するため，検査中の人の出入りは制限される。

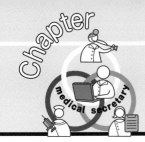

Chapter 2

人体の名称

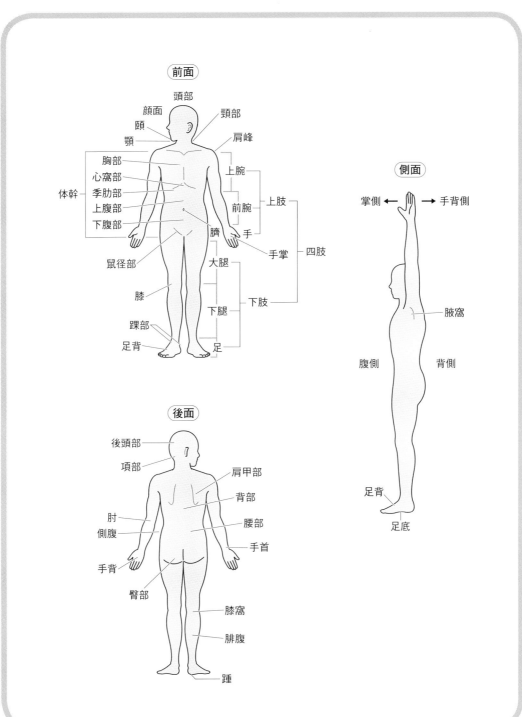

前面

頭部
顔面
頸部
頤
肩峰
顎
胸部
上腕
心窩部
体幹
季肋部
前腕　上肢
上腹部
下腹部
手
臍
鼠径部
手掌　四肢
大腿
膝
下腿　下肢
踝部
足背
足

側面

掌側 ← → 手背側

腋窩

腹側　背側

足背

足底

後面

後頭部
項部
肩甲部
背部
肘
腰部
側腹
手首
手背
臀部
膝窩
腓腹
踵

●顎 （あご，がく）	jaw	●上腕 （じょうわん）	arm region
●足 （あし）	foot	●心窩部 （しんかぶ）	epigastric region
●腋窩 （えきか）	axilla	●前腕 （ぜんわん）	forearm
●頤 （おとがい）	mentum	●足底 （そくてい）	sole, vola
●踵 （かかと，しょう）	heel	●足背 （そくはい）	dorsalis
●下肢 （かし）	lower limb	●側腹 （そくふく）	ventral
●下腿 （かたい）	leg, crus	●鼠径部 （そけいぶ）	inguinal
●踝部 （かぶ）	malleolar	●体幹 （たいかん）	torso
●下腹部 （かふくぶ）	hypogastric	●大腿 （だいたい）	femur
●顔面 （がんめん）	face	●手 （て）	hand
●胸部 （きょうぶ）	chest	●手首 （てくび）	wrist
●季肋部 （きろくぶ）	hypochondriac region	●臀部 （でんぶ）	buttock
●頸部 （けいぶ）	neck	●頭部 （とうぶ）	head
●肩甲部 （けんこうぶ）	scapular region	●背側 （はいそく）	dorsal
●肩峰 （けんぽう）	acromion	●背部 （はいぶ）	back
●後頭部 （こうとうぶ）	back of head	●膝 （ひざ，しつ）	knee
●項部 （こうぶ）	regio colli posterior	●肘 （ひじ，ちゅう）	elbow
●四肢 （しし）	limb	●腓腹 （ひふく）	calf
●膝窩 （しつか）	popliteal space	●腹側 （ふくそく）	ventral
●手掌 （しゅしょう）	palm	●臍 （へそ，さい）	umbo, navel
●手背 （しゅはい）	dorsum of the hand	●腰部 （ようぶ）	lumbar
●手背側 （しゅはいそく）	opisthenar		
●上肢 （じょうし）	upper limb		
●掌側 （しょうそく）	palmar side		
●上腹部 （じょうふくぶ）	epigastric region		

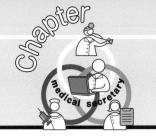

3 薬に関する用語

● アンプル　　ampule

注射薬の保存容器の1つ。

● 一般薬 （いっぱんやく）　　（OTC）

処方箋がなくても購入できる薬局で市販している薬。

● 外用薬 （がいようやく）　　external preparation

直接的に体表面や粘膜に作用させる薬。

● カプセル　　capsule （c）

ゼラチンなどのだ円形のカプセルの中に入った薬。臭いや苦みが強いものや油性の薬に使用する。

● 含嗽薬 （がんそうやく）　　gargle

うがい薬。口腔内，咽頭の消毒を行う場合に用いる。

● キット製剤 （きっとせいざい）　　（kit）

薬，注射器などがセットになっている薬。複数の薬がセットされ，使用直前に混合できるもの。

● 吸入薬 （きゅうにゅうやく）　　inhalation

鼻および口より霧状の薬を吸い込み，呼吸器に直接作用させる薬。薬剤を霧状にする機器をネブライザー nebulizer という。

● 去痰薬 （きょたんやく）　　expectorant

痰の喀出を促す薬剤。

● 筋肉注射 （きんにくちゅうしゃ）　　intramuscular injection （IM）

筋肉内に注射する方法。

● 経口薬 （けいこうやく）　　per os （P.O., p.o.）

口から飲み，胃や腸から血管内に吸収される薬。最も一般的な薬。

● 経静脈的高カロリー輸液 （けいじょうみゃくてきこうかろりーゆえき）　intravenous hyperalimentation （IVH）

長期にわたり口から食事ができない人に，栄養成分の入った薬液を点滴で注入する方法。体幹の太い静脈への注入が行われる。高カロリー輸液，中心静脈栄養法ともいう。

● 劇薬 （げきやく）　　dangerous drug

日本薬局方にて指定された危険性の高い薬。自地に赤枠・赤字で 劇 の字が表示される。

● 高カロリー輸液 （こうかろりーゆえき）　　intravenous hyperalimentation （IVH）

長期にわたり口から食事ができない人に，栄養成分の入った薬液を点滴で注入する方法。体幹の太い静脈への注入が行われる。経静脈的高カロリー輸液，中心静脈栄養法ともいう。

● 抗がん剤 （こうがんざい）　　anticancer drug

悪性腫瘍の薬物療法に使用される薬剤。手術の補助，再発予防に使用される。

● 坐薬 （ざやく）　　suppository （Supp., supp.）

肛門から直腸内に挿入し，直腸で吸収される薬。胃腸に疾患があり経口与薬ができない場合，下剤，幼児などに使用されることがある。

● 散薬 （さんやく）　　powder

粉状の薬。患者の体重などに合わせ使用量を調節しやすい。

薬に関する用語 3

●時間毎薬（じかんごとやく） every 〜 hour （o.h.）

抗生物質など，血液中の薬の濃度を一定にしておきたいときの服用方法。薬の種類により時間が決まっている。

●湿布（しっぷ） compress

布などに塗った薬を直接患部に貼り付ける方法。患部を冷やしたり温めたり，貼った部分に薬の成分を効かせたりする。罨法（あんぽう）の一種。

●就寝時薬（しゅうしんじやく） before sleep at bedtime （h.s.）

睡眠薬，鎮静薬など睡眠を円滑にするためや下剤など翌朝に効果を期待する薬などの服用方法またはその薬剤。

●錠剤（じょうざい） tablet （tab）

直径5 mm ほどの円盤形をした，一般的によく使用される形の薬。糖衣などでコーティングされているものが多い。

●静脈注射（じょうみゃくちゅうしゃ） intravenous injection （IV）

静脈内に直接薬剤を注入する方法。迅速で確実に薬剤を投入できる。注射部位をマッサージすると内出血を起こす。

●食間薬（しょくかんやく） between meals

食事の2〜3時間後に服用。胃腸壁に直接作用させたい薬などの服用方法またはその薬剤。

●食後薬（しょくごやく） after meals, post cibum （p.c.）

食事30分後に服用することまたはその薬剤。胃腸を刺激しやすい薬，消化吸収を助ける薬など。1日3回服用する場合は，飲み忘れを防ぐために食後の服用を指導する。

●食前薬（しょくぜんやく） before meals, ante cibum （a.c.）

食事30分前に服用することまたはその薬剤。食事を円滑に行うための薬が多い。

●処方薬（しょほうやく） prescription drug

処方箋に基づき，薬剤師が調剤した薬。

●シロップ syrup

甘い液体に薬を溶かしたもの。多くは小児用として処方されるが，苦みの強い薬にも使用される。

●舌下錠（ぜっかじょう） sublingual tablet

舌の裏に薬を入れて唾液で自然に溶けるようにする薬。溶けた後，口腔内の血管より吸収される。

●腟剤（ちつざい） vaginal suppository pessary

腟に挿入する薬。粘膜で吸収され，腟炎などの治療に使用される。

●注射（ちゅうしゃ） injection （inj）

液体状の薬剤を直接体内に投入する方法。薬剤を入れる場所により注射方法が異なる。速効的だが副作用も強い。注入場所により，皮内注射，皮下注射，筋肉注射，点滴などがある。

●中心静脈栄養法（ちゅうしんじょうみゃくえいようほう） central venous hyperalimentation （CVH）

長期にわたり口から食事ができない人に，栄養成分の入った薬液を点滴で注入する方法。体幹の太い静脈への注入が行われる。経静脈的高カロリー輸液，高カロリー輸液ともいう。

●貼付剤（ちょうふざい） patch medicine

貼り薬のこと。貼った部分だけでなく近くの臓器または全身に効果をもたらす。皮膚から時間をかけて吸収されるので，血中濃度を一定に保つことができる。

● 鎮咳薬 （ちんがいやく） antitussive

咳を止める薬剤。

● 鎮痛薬 （ちんつうやく） analgesic

痛みを止める薬剤。

● 点眼薬 （てんがんやく） eye drop

目に垂らして結膜より吸収される薬。

● 点耳薬 （てんじやく） ear drop

耳の中に入れ，外耳道や鼓膜より吸収される薬。

● 点滴 （てんてき） drip infusion of vein （DIV）

静脈内に大量の液体を時間をかけて注入する方法。薬液量が100mLを超える場合は，この方法になることが多い。

● 点鼻薬 （てんびやく） nasal drop

薬を鼻腔に入れ，鼻の粘膜に作用させる薬。

● 毒薬 （どくやく） poison, toxicant

微量でも作用が極めて激しく，使用量を誤ると生命に危険が及ぶ薬。日本薬局方の指定で，黒地に白枠・白字で 毒 の字が表示される。専用の棚に鍵をかけ保存される。

● 塗布薬 （とふやく） painting

薬を患部や皮膚に直接塗り作用させる薬。

● トローチ troche

口の中で溶かして唾液とともに飲み込み，喉に作用させる薬。口腔内に含むが外用薬として扱われる。

● 頓服薬，屯服薬 （とんぷくやく） to be taken at once （1 sum.）

鎮痛薬のように，緊急性のある症状を抑えるときに使用する薬。

● 内服薬 （ないふくやく） medicines for internal use （PO）

口から飲み込み，消化管より体内に吸収させる薬。

● 軟膏 （なんこう） ointment

皮膚に塗る薬。水溶性または油性の素材に薬剤を混ぜたもの。

● バイアル vial （V）

注射薬の保存容器の1つ。

● 皮下注射 （ひかちゅうしゃ） subcutaneous injection （SC）

皮下組織に注射する方法。

● 皮内注射 （ひないちゅうしゃ） intracutaneous injection （IC）

真皮内，正確には表皮・真皮境界に注射する方法。主に薬剤に対する反応（皮内反応）を調べる検査のために使用する。

● 副作用 （ふくさよう） side effect

薬剤の作用のうち，治療に対し期待する作用（主作用）以外の不必要な作用。しかし，有害とは限らない。

● 麻薬 （まやく） narcotic

強い薬物依存性がある薬。処方には麻薬処方箋が必要で，鍵のかかる場所に保存され麻薬取扱者のみが扱える。

●薬害 （やくがい） phytotoxicity

治療目的で使用された薬剤により，重大な身体被害が出ること。

●薬剤 （やくざい） medicine

薬物療法に使用するもの。大きく内用薬，外用薬に分かれる。

●有害作用 （ゆうがいさよう） adverse effect

薬剤の作用のうち，治療上不必要で，悪影響を及ぼす作用。副作用と同じ意味で使用されるが，実際には異なる。

●輸血 （ゆけつ） blood transfusion

血液や血液の成分を点滴で注入する方法。外傷や手術で血液が失われた場合や，血液疾患の治療として行われる。

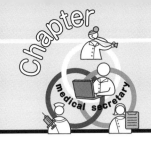
各診療科にまたがる用語 ①

● **悪液質** （あくえきしつ）　　　　　　　　　　　　　　　　　　cachexia

がんや結核の末期的状態で，貧血とチアノーゼを呈し，重度の栄養不足から皮膚が蒼白になり悪臭を呈する。

● **圧痛点** （あっつうてん）　　　　　　　　　　　　　　　　　　pressure spot

押すと痛みを訴える場所で，場所によっては病変の存在を示す。たとえば虫垂炎の診断ではマックバーニー点が利用される。

● **アナムネーゼ**　　　　　　　　　　　　　　　　　　　　　　anamnesis

生まれてから現在までの健康に関する情報。出生時の状況，小児期の発育と疾患，現在までの主な病気・けが，アレルギー，予防注射の有無など。既往歴ともいう。

● **安静** （あんせい）　　　　　　　　　　　　　　　　　　　　　rest

治療目的のため，行動を制限すること。制限の度合いにより絶対安静，ベッド上安静，特定部位の安静などがある。

● **罨法** （あんぽう）　　　　　　　　　　　　　　　　　　　　　compress

病巣部を温熱や冷熱で刺激して，抗炎症作用を期待したり，疼痛などの自覚症状を軽減させる治療法。温罨法と冷罨法がある。

● **一般食** （いっぱんしょく）　　　　　　　　　　　　　　　　　ordinary diet

食事が治療に影響しない入院患者に出される食事。食事の軟らかさにより，流動食，軟食，常食と分かれる。

● **易疲労感** （いひろうかん）　　　　　　　　　　　　　　　　　fatigability

特に強い運動をしたわけでもないのに，動くことが苦痛なほどだるいこと。感染症，貧血，肝疾患，糖尿病などで起こる。倦怠感ともいう。

● **医療廃棄物** （いりょうはいきぶつ）　　　　　　　　　　　　　medical waste

医療行為によって出た廃棄物。感染の危険性や人体に有害な物質が含まれることが多く，一般のごみと区別し処理業者に処分を委託しなければならない。

● **院内感染** （いんないかんせん）　　　　　　　　　　　　　　　nosocomial infection

医療機関内で患者が新たな感染症に感染すること。

● **インフォームドコンセント**　　　　　　　　　　　　　　　　informed consent （IC）

患者が疾患や治療法に関して医師から情報を得る権利。情報を得ることで患者も自分で考え納得することができる。日本語で「説明と同意」

● **うっ血** （うっけつ）　　　　　　　　　　　　　　　　　　　　congestion

身体の一部に静脈血が異常に停留し，その部分が赤黒い状態になること。うっ血が継続すると組織が萎縮する。

● 運動療法 （うんどうりょうほう） exercise therapy

治療および疾患予防のために運動を行うこと。運動機能回復のための運動療法はリハビリテーションに組み込まれることが多い。

● 壊死 （えし） necrosis

組織や細胞が局所的に死滅すること。

● 壊疽 （えそ） gangrene

壊死した組織が外界からの影響により腐敗や乾燥した状態。

● 遠位 （えんい） distal

任意の基準点から比較して遠い場所にあること。

● 炎症 （えんしょう） inflammation

障害を受けた部位が発赤，腫脹，熱感，疼痛，機能障害を示した状態。

● 横臥位 （おうがい） recumbency

横向きに寝た姿勢。

● 嘔気 （おうき） nausea

吐き気のこと。咽頭や心窩部にかけて感じる，胃の内容物を吐き出したい不快感。悪心，吐気ともいう。

● 嘔吐 （おうと） vomiting

胃の内容物を吐き出すこと。

● 悪寒 （おかん） chills

寒気のことで，発熱時に感じられることが多い。

● 悪心 （おしん） nausea

吐き気のこと。咽頭や心窩部にかけて感じる，胃の内容物を吐き出したい不快感。嘔気，吐気ともいう。

● 咳嗽 （がいそう） cough

咳のこと。気道内の痰や異物を除去するための反射的な防衛反応。

● 回復期 （かいふくき） recovery

疾患が一番ひどい状態を過ぎ，治っていく過程。

● 下顎呼吸 （かがくこきゅう） jaw breathing

呼吸困難の最高度の状態で，少しでも空気を取り込もうとするため，下顎が動く状態。

● 学童 （がくどう） school child

小学生。

● 家族歴 （かぞくれき） family history （FH）

両親，祖父母，兄弟姉妹の病気，死亡年齢，死亡原因などに関する情報。遺伝的な病気や，生活状況によって起こる病気の有無を知るために必要。

● 合併症 （がっぺいしょう） complication

1つの疾患に罹患している間に発症した他の疾患。

● カテーテル catheter

体内に挿入する管状のものの総称。この管を通し治療薬や治療機器，検査機器を挿入する。

● カルテ Karte （ドイツ語），medical record

医師が記載しなければならない診療に関する書類。診療録ともいう。

● 寛解 （かんかい）　　　　　　　　　　　　　　　　　　　remission

治癒はしていないが普通の生活ができる程度に健康を取り戻した状態。以後も治療や経過観察のための診療が必要。

● 間欠熱 （かんけつねつ）　　　　　　　　　　　　　　intermittent fever

平熱と高熱を隔日または数日毎に繰り返す状態。

● 看護記録 （かんごきろく）　　　　　　　　　　　　　nurse's record

看護師によって記載される患者および看護活動に関する記録。チャートともいう。

● 渙散 （かんさん）　　　　　　　　　　　　　　　　　　　　　lysis

数日かけて解熱すること。

● 鉗子 （かんし）　　　　　　　　　　　　　　　　　　　　　　clamp

はさみ型をしたものをはさむ器具。ロックがかかり，外れないようになっているものもある。

● 間代性痙攣 （かんたいせいけいれん）　　　　　　clonic convulsion

筋肉が収縮と弛緩を交互に繰り返す痙攣のこと。

● 既往歴 （きおうれき）　　　　　　　　　　　　　past history （PH）

生まれてから現在までの健康に関する情報。出生時の状況，小児期の発育と疾患，現在までの主な病気・けが，アレルギー，予防注射の有無など。アナムネーゼともいう。

● 起坐位 （きざい）　　　　　　　　　　　　　　　suppositories cause

座った姿勢。

● 器質的 （きしつてき）　　　　　　　　　　　　　　　　　　organic

臓器の形態に原因があること （一般的には先天的）。

● 吃逆 （きつぎゃく）　　　　　　　　　　　　　　　　　　　hiccup

しゃっくりのこと。

● 危篤 （きとく）　　　　　　　　　　　　　　　　critical condition

病状が重体化して，生命維持が困難になること。

● 機能的 （きのうてき）　　　　　　　　　　　　　　　　　functional

臓器の働きに原因があること （一般的には後天的）。

● 急性疾患 （きゅうせいしっかん）　　　　　　　　　acute disease

疾患が短期間しか持続しないもの。

● 仰臥位 （ぎょうがい）　　　　　　　　　　　　　　dorsal position

仰向けに寝た姿勢。

● 強直性痙攣 （きょうちょくせいけいれん）　　　tonic convulsion

筋肉が持続的に収縮することで生じる痙攣のこと。

● 局所麻酔 （きょくしょますい）　　　　　　　　　local anesthesia

手術局所の知覚を麻痺させる麻酔方法。意識は維持される。

● 虚脱 （きょだつ）　　　　　　　　　　　　　　　　　　　collapse

急性循環不全。体温・血圧低下，呼吸数が減弱もしくは停止した状態。早急に循環状態を改善させないと死亡する。心疾患の他，出血，熱傷，アレルギーなど，原因はさまざまである。ショックともいう。

● 近位 （きんい）　proximal

任意の基準点から比較して近い場所にあること。

● 禁忌 （きんき）　contraindication

ある疾患に行ってはいけない医療行為のこと。あるいは2種類以上の薬を投与する際に，互いの薬の副作用が増強するため，同時使用してはいけないこと。

● 苦悶性顔貌 （くもんせいがんぼう）　painful face

精神的，肉体的苦痛が表情として表出されている状態。

● クリニカルパス　clinical path

診察の結果を踏まえ，これからの検査や治療の進め方を時間軸で表し，チーム医療の質の向上に活用する。治療計画ともいう。

● 車いす （くるまいす）　wheel chair

座位のまま移動するためのタイヤのついたいす。自走用，介護用，スポーツ用など，用途に合わせてさまざまな種類がある。

● 傾眠 （けいみん）　somnolent

周囲からの刺激により開眼する程度の意識障害。

● 稽留熱 （けいりゅうねつ）　continued fever

38℃以上の高熱で1日の体温の変動が1℃以内の状態。

● 痙攣 （けいれん）　convulsion

筋肉が発作性に不随意に激しく収縮すること。数分間持続することもある。

● 血腫 （けっしゅ）　hematoma

血液の塊が，皮下組織にできること。

● 原因療法 （げんいんりょうほう）　causal therapy

疾患の原因に対する治療のこと。

● 限局性 （げんきょくせい）　localized

疾患の影響が発生場所の付近にとどまっていること。

● 健康 （けんこう）　health

身体的，精神的，社会的に完全に良好な状態。

● 検査 （けんさ）　examination

診断のため，病気やけがの状態を知るために行われる。臨床検査，画像検査，特殊検査などがある。

● 現症 （げんしょう）　present condition

医師が診察や検査により認めた症状と所見。徴候ともいう。

● 倦怠感 （けんたいかん）　fatigue

特に強い運動をしたわけでもないのに，動くことが苦痛なほどだるいこと。感染症，貧血，肝疾患，糖尿病などで起こる。易疲労感ともいう。

● 原発性 （げんぱつせい）　primary

始めからその病気の原因がその臓器にあったという意味。

● 現病歴 （げんびょうれき）　present illness （PI）

現在の病気・けがの発症から今日までの症状の変化。患者自身だけでなく家族から聞く場合もある。

● 後遺症 （こういしょう）　sequela

疾患の急性期の症状が治まった後，機能障害が残ってしまった状態。脳梗塞後の半身麻痺など。

● 口渇 （こうかつ）　　　　　　　　　　　　　　　　　　　　　　　　thirst

のどがかわくこと。

● 口腔ケア （こうくうけあ）　　　　　　　　　　　　　　　　　　　oral care

歯および口腔粘膜の清潔を保つための援助。意識障害や嚥下障害，感染症などのある患者へは，
合併症を予防するためにも不可欠である。

● 硬結 （こうけつ）　　　　　　　　　　　　　　　　　　　　　　　induration

身体の一部分が，腫瘍や組織の硬化などで，硬く腫瘤状になった状態のこと。

● 後天性 （こうてんせい）　　　　　　　　　　　　　　　　　　　　acquired

出生時には健常であったが，その後の原因で発病した状態。

● 硬膜外注射 （こうまくがいちゅうしゃ）　　　　　　　　　　epidural injection

硬膜外腔に薬剤を注入すること。硬膜外麻酔などで使用される。

● 呼吸困難 （こきゅうこんなん）　　　　　　　　　　　　　　　　　dyspnea

呼吸時に不快感を伴った状態。呼吸する際に意識的に努力を必要とする状態。

● 呼吸数 （こきゅうすう）　　　　　　　　　　　　　　respiration rate （RR）

1分間の肺呼吸数。成人で1分間約12～20回。

● 呼吸促迫 （こきゅうそくはく）　　　　　　　　　　　　　　　　tachypnea

安静時1分間12～20回程度の健常成人の呼吸数が24回以上になる状態。頻呼吸ともいう。

● 姑息療法 （こそくりょうほう）　　　　　　　　　　　　conservative therapy

主に外科的な意味あいの，対症療法。

● 昏睡 （こんすい）　　　　　　　　　　　　　　　　　　　　　　　coma

意識障害のなかで最も重篤な状態。外界のどのような刺激にも反応しない。

● 根治療法 （こんちりょうほう）　　　　　　　　　　　　　　radical therapy

主に外科的な意味あいの，病気の原因を取り除く治療法。

● 再診 （さいしん）　　　　　　　　　　　　　　　　　　　　return to clinic

同じ病気で，再度受診すること。

● 載石位，砕石位 （さいせきい）　　　　　　　　　　　　lithotomy position

産婦人科，泌尿器科，肛門科などの検査や手術の際に用いられる体位で，仰臥位で両足を高く上
げた状態。

● 再燃 （さいねん）　　　　　　　　　　　　　　　　　　　　　　　revival

治りかけた病状が再び悪くなること。

● 再発 （さいはつ）　　　　　　　　　　　　　　　　　　　　　recurrence

いったん治癒した疾患が再度発症すること。

● 挫傷 （ざしょう）　　　　　　　　　　　　　　　　　　　　　　　bruise

組織が損傷した状態のことで，皮膚などの表面には異常がないこと。「脳挫傷」など，臓器損傷
の際に使われる。

● 自覚症状 （じかくしょうじょう）　　　　　　　　　　　　　　　symptoms

痛みや倦怠感など，本人が感じる身体の変化。

● 止血 （しけつ）　　　　　　　　　　　　　　　　　　　　　　hemostasis

血小板と凝固因子の作用により，血管の傷を修復し，出血が止まること。救急処置としては，圧
迫によって，出血を止める手技をいう。

● 弛張熱 （しちょうねつ）　　　　　　　　　　　　　　　　　　　remittent fever

高熱で 1 日の体温の変動が 1℃を超えるが，平熱にはならない状態。

● 失神 （しっしん）　　　　　　　　　　　　　　　　　　　　　　syncope

一過性の意識消失発作をいう。外界の刺激で容易に覚醒する。

● 死亡 （しぼう）　　　　　　　　　　　　　　　　　　　　　　　death

生命が完全に停止した状態。心肺機能の停止，脳機能の停止が確認される。

● 死亡診断書 （しぼうしんだんしょ）　　　　　　　　　　　　　death certificate

死亡時に住民票のある市区町村に提出する医学的に死亡を証明する書類。患者の死に立ち合った
医師が作成する。

● シムス位 （しむすい）　　　　　　　　　　　　　　　　　　　Sims position

腹臥位と側臥位の中間の姿勢。

● 社会歴 （しゃかいれき）　　　　　　　　　　　　　　　　　social history （SH）

人種，仕事，生活環境，喫煙，飲酒の有無などの情報。生活状況と疾患の関係を探るのに必要。

● 充血 （じゅうけつ）　　　　　　　　　　　　　　　　　　　　hyperaemia

主に動脈血が停留し，臓器が赤みを帯びた状態になること。

● 終末期 （しゅうまつき）　　　　　　　　　　　　　　　　　　endstage

死を目の前にした状態。身体的，精神的苦痛を軽減した医療が行われることが多い。

● 手術 （しゅじゅつ）　　　　　　　　　　　　　　　　　　　operation （OP）

外科的な処置の総称。病巣部の切開，切除などを行う。

● 主訴 （しゅそ）　　　　　　　　　　　　　　　　　　chief complaint （CC）

現在の病気・けがで，患者が一番気にしている苦痛な症状。一般的に最初に口に出す症状が多い。

● 腫脹 （しゅちょう）　　　　　　　　　　　　　　　　　　　　swelling

浮腫などで臓器や組織の容積が増している状態。

● 出血 （しゅっけつ）　　　　　　　　　　　　　　　　　　　　bleeding

血管の外に血液が出てしまった状態。外傷により体外へ出血する場合と，血液凝固機能の異常に
より体内で出血する場合がある。

● 手浴 （しゅよく）　　　　　　　　　　　　　　　　　　　　　hand bath

洗面器などに湯をはり，手を入れて洗うこと。洗面所に行けない場合の食前などに行われる。

● 症候群 （しょうこうぐん）　　　　　　　　　　　　　　　　　syndrome

複数の症状や検査所見などが同じ病態。原因となる疾患が 1 つと確定できない場合などに使われ
る場合が多い。

● 症状 （しょうじょう）　　　　　　　　　　　　　　　　　　　symptoms

病気・けがの状態。自覚症状と他覚症状がある。

● 消毒 （しょうどく）　　　　　　　　　　　　　　　　　　　　disinfection

病原性微生物のみを減少もしくは増殖できない状態にすること。煮沸消毒，消毒薬などの方法が
ある。

● 食思不振 （しょくしふしん）　　　　　　　　　　　　　　　　anorexia

食物を摂取したいという気持ちがなくなること。食欲減退，食欲不振ともいう。

● 食事療法 （しょくじりょうほう）　　　　　　　　　　　　　　diet therapy

治療および疾患の予防を目的とした食事のこと。目的により制限する栄養成分や量が変わる。

● 褥瘡（じょくそう）　　　　　　　　　　　　　　　　　　　　　　　decubitus

持続的に圧迫されたことによって，皮膚と皮下組織が壊死した状態。長期臥床の患者に多く発症する。床ずれともいう。

● 食欲減退（しょくよくげんたい）　　　　　　　　　　　　　　　　　　anorexia

食物を摂取したいという気持ちがなくなること。食思不振，食欲不振ともいう。

● 食欲亢進（しょくよくこうしん）　　　　　　　　　　　　　increased appetite

食物を摂取したいという気持ちが高まること。

● 食欲不振（しょくよくふしん）　　　　　　　　　　　　　　　　　　anorexia

食物を摂取したいという気持ちがなくなること。食思不振，食欲減退ともいう。

● 初診（しょしん）　　　　　　　　　　　　　　　　　　　　initial diagnosis

1つの疾患で初めて診察を受けること。

● 処置（しょち）　　　　　　　　　　　　　　　　　　　　　　　　　treatment

けがや病気の手当てをすること。

● ショック　　　　　　　　　　　　　　　　　　　　　　　　　　　　shock

急性循環不全。体温・血圧低下，呼吸数が減弱もしくは停止した状態。早急に循環状態を改善させないと死亡する。心疾患の他，出血，熱傷，アレルギーなど，原因はさまざまである。虚脱ともいう。

● 処方（しょほう）　　　　　　　　　　　　　　　　　　prescription（Rp）

病気の治療に必要な内服薬，外用薬，注射などの医薬品を患者へ出すこと。薬の処方には医師が発行する処方箋が必要。

● 処方箋（しょほうせん）　　　　　　　　　　　　　　　prescription（Rp）

医師，歯科医師が，その患者の治療のために使用する薬品名と量，投与方法を薬剤師宛に書いた書類。薬剤師は処方箋を監査し，調剤して患者に投薬の指導と指示をする。

● 心悸亢進（しんきこうしん）　　　　　　　　　　　　　　　　　palpitations

心臓の拍動を自覚し，違和感や強い鼓動を感じる状態。動悸ともいう。

● 浸潤（しんじゅん）　　　　　　　　　　　　　　　　　　　　　infiltration

正常な組織に細胞や液体などがしみ込むように入り込むこと。徐々に病巣が広がっていく状態。

● 新生児（しんせいじ）　　　　　　　　　　　　　　　　　　　　　　newborn

出生後28日未満の乳児。

● 診断（しんだん）　　　　　　　　　　　　　　　　　　　　diagnosis（Dx）

診察や検査の結果，医師が病名を決定すること。

● 診断書（しんだんしょ）　　　　　　　　　　　　　　　medical certificate

診断の結果を記入した証明書。患者の行動の制限や社会から受けるべき保護などについての記載があり，保険会社および勤務先や学校などに提出する場合がある。

● 心肺蘇生術（しんぱいそせいじゅつ）　cardiopulmonary resuscitation（CPR）

いったん停止した循環および呼吸機能の回復を行う医療行為。

● 心拍数（しんぱくすう）　　　　　　　　　　　　　　　　　heart rate（HR）

1分間の心臓拍動数。成人の安静時では1分間約70回。60回以下を徐脈，100回以上を頻脈，リズムが不規則になるものを不整脈という。

● 診療録 （しんりょうろく）　　　　　　　　　　　　　　　medical record, Karte （ドイツ語）

医師が記載しなければならない診療に関する書類。カルテともいう。

● 随意 （ずいい）　　　　　　　　　　　　　　　　　　　　　　　　voluntary

自分の意志のとおりに行うこと。

● 生活の質 （せいかつのしつ）　　　　　　　　　　　　　quality of life （QOL）

その人が自分の生活や人生を，自分らしいものであると感じる満足度のこと。医療を考える上で
重要な要素となる。

● 生物災害 （せいぶつさいがい）　　　　　　　　　　　　　　　　　biohazard

危険性のある微生物やそれに感染した動物を扱うことから生じる，人や生物界への危険をいう。
英語で「バイオハザード」

● 生命徴候 （せいめいちょうこう）　　　　　　　　　　　　　　　vital signs

全身の状態を把握するためのサインのこと。バイタルサインともいう。バイタルサイン測定とは，
血圧，脈拍，呼吸，体温を測定すること。

● セカンドオピニオン　　　　　　　　　　　　　　　　　　second opinion

診断や治療方針に関する主治医以外の意見。

● 鑷子 （せっし）　　　　　　　　　　　　　　　　　　　　　　　forceps

ピンセットのこと。組織や処置時に使用する医療用物品をつかむときに使用する。

● 説明と同意 （せつめいとどうい）　　　　　　　　　informed consent （IC）

患者が疾患や治療法に関して医師から情報を得る権利。情報を得ることで患者も自分で考え納得
することができる。英語で「インフォームドコンセント」

● 遷延性 （せんえんせい）　　　　　　　　　　　　　　　　　　　prolonged

異常な状態が長く続くこと。

● 全身清拭 （ぜんしんせいしき）　　　　　　　　　　　complete bed bath

入浴できない人に対し，ベッド上で全身を拭くこと。

● 全身麻酔 （ぜんしんますい）　　　　　　　　　　　general anesthesia

麻酔薬により中枢神経機能を可逆的に低下させて，意識をなくして全身の知覚を麻痺させること。

● 疝痛 （せんつう）　　　　　　　　　　　　　　　　　　　　　　　　colic

内臓の平滑筋が痙攣することによる発作的な刺すような痛み。

● 先天性疾患 （せんていせいしっかん）　　　　　　　congenital disease

生まれたときにすでに発病している状態。遺伝が関係している場合と，母体内での環境によるも
のとがある。

● 潜伏期 （せんぷくき）　　　　　　　　　　　　　　　incubation period

感染（病気の原因微生物が体内に入る）から発病するまでの期間。疾患によって日数が異なる。

● 戦慄 （せんりつ）　　　　　　　　　　　　　　　　　　　　　trepidation

強い寒気で，抑えがたい全身の震えを伴うもの。

● 素因 （そいん）　　　　　　　　　　　　　　　　　　　　　disposition

年齢や性別などの一般的，または個人的に病気になりやすい状態のこと。

● 臓器移植 （ぞうきいしょく）　　　　　　　　　　organ transplantation

他人の臓器を移植して，機能回復を図ること。臓器を提供する側をドナー，臓器の提供を受ける
側をレシピエントという。

● 掻爬 (そうは) curettage

治療や検査目的のために体内外の組織をかき取ること。

● 側臥位 (そくがい) lateral decubitus position

横向きに寝た姿勢。

● 続発性 (ぞくはつせい) secondary

ある疾患に関係して起こる症状。二次性ともいう。

● 蘇生 (そせい) anabiosis

再びもとに戻すこと。通常は心肺蘇生をさし，停止した心臓と呼吸の機能を取り戻すことを意味する。

● 体位 (たいい) position

身体の位置。

● 体温 (たいおん) body temperature（BT）

脳の視床下部にある体温調節中枢において調節される。発熱物質により，体温の設定温度が狂うと発熱する。通常 37℃ 以上を発熱とする。

● 体格指数 (たいかくしすう) body mass index（BMI）

体重(kg)÷身長(m)^2 の計算式で導き出される指数。18.5 以下を低体重，25 以上を肥満とする。

● 対症療法 (たいしょうりょうほう) symptomatic therapy

病気の原因には手を触れず，症状のみを緩和する治療法のことで，痛みの除去，発熱の緩和などの薬物療法のほか，理学療法やカウンセリングなどをいう。

● 他覚症状 (たかくしょうじょう) objective symptoms

本人以外にもわかる身体の変化。

● 多臓器不全 (たぞうきふぜん) （MOF）

複数の臓器が機能不全に陥った状態。

● 脱水 (だっすい) dehydration

体内の水分が減少した状態。水分だけが減少した場合と，水分と電解質が減少した場合がある。皮膚が乾燥し，乏尿となる。低血圧や意識低下などがみられた場合は，早急に治療が行われないと死亡する場合もある。

● 多尿 (たにょう) polyuria

1 日の尿量が多いこと。通常，1 日 2 L 以上の排尿をいう。

● チェーン‐ストークス型呼吸 (ちぇーん‐すとーくすがたこきゅう) Cheyne-Stokes type breathing

無呼吸の状態から次第に過呼吸になり，その後徐々に呼吸が緩徐になり，無呼吸になるという周期性の呼吸の1つ。

● チャート chart

看護師によって記載される患者および看護活動に関する記録。看護記録ともいう。

● 治癒 (ちゆ) healing

疾患が完全に回復し，治療が終了した状態。

● 徴候 (ちょうこう) present condition

医師が診察や検査により認めた症状と所見。現症ともいう。

● 治療 (ちりょう) treatment

病気・けがを治す手段。薬剤治療を主とする内科的治療，手術などを行う外科的治療などがある。

● 治療計画 （ちりょうけいかく） clinical path

診察の結果を踏まえ，これからの検査や治療の進め方を時間軸で表し，チーム医療の質の向上に活用する。クリニカルパスともいう。

● 摘出 （てきしゅつ） extirpation

臓器または臓器の一部を周囲の組織から切り離して除去すること。

● デブリードマン，デブリドマン，デブリドメント debridement

主に外傷で創部が感染している，または皮膚潰瘍などが感染して壊死組織で汚染されているときに，汚い組織を取り除き，創傷部を清潔に処置すること。一般的には，外科的処置を意味するが，生物学的，化学的な方法もある。

● 転移 （てんい） metastasis

がん細胞などが最初にできた臓器から，離れた臓器に飛び，増殖すること。血行性転移とリンパ性転移，播種性転移 （はしゅせいてんい） がある。

● 転帰 （てんき） outcome

疾患がどのような結末になったかのこと。死亡・寛解・治癒・増悪などがある。

● 動悸 （どうき） palpitations

心臓の拍動を自覚し，違和感や強い鼓動を感じる状態。心悸亢進ともいう。

● 疼痛 （とうつう） pain

身体の障害や損傷を痛みとして認識させる身体防御機能。外傷などによる急性疼痛と，原因を特定できない慢性疼痛がある。

● 投薬 （とうやく） medication

薬を患者に使用すること。与薬ともいう。

● 吐気 （とき） nausea

吐き気のこと。咽頭や心窩部にかけて感じる，胃の内容物を吐き出したい不快感。嘔気，悪心ともいう。

● 床ずれ （とこずれ） decubitus

持続的に圧迫されたことによって，皮膚と皮膚組織が壊死した状態。長期臥床の患者に多く発症する。褥瘡ともいう。

● ドナー donor

臓器移植で，臓器を提供する側。

● 鈍痛 （どんつう） dull pain

鈍く重い痛み。

● 軟食 （なんしょく） soft diet

軟らかく食べやすくした食事。全粥，七分粥，五分粥，三分粥のほか，流動食，ミキサー食がある。

● 二次性 （にじせい） secondary

ある疾患に関係して起こる症状。続発性ともいう。

● 日常生活動作 （にちじょうせいかつどうさ） （ADL）

日常生活で行われる食事や排泄，更衣などの身体の動き。リハビリテーションを進める上で重要な要素となる。

● 乳児 （にゅうじ） infant

生後28日から1歳未満の小児。

● 尿器 （にょうき） urinal

トイレまでの移動ができない場合や間に合わない場合に，ベッド上またはベッドサイドで排尿するときに使用する器具。男性用，女性用がある。

● 尿失禁 （にょうしっきん） urinary incontinence

無意識のうちに排尿してしまう状態。咳やくしゃみで起こる緊張性尿失禁，神経因性膀胱で起こる急迫性尿失禁，脊髄損傷で起こる反射性尿失禁，前立腺肥大で起こる溢流性尿失禁などがある。

● 尿閉 （にょうへい） urinary retention

膀胱に尿がたまっているにもかかわらず排尿できない状態。

● 熱性痙攣 （ねつせいけいれん） febrile convulsion

小児に起こる発熱時の痙攣。体温が上昇するときに起こることが多い。

● 熱中症 （ねっちゅうしょう） heat stroke

外界の温度や湿度，身体の運動に応じた熱の放散が，発汗などで調節できないため体温の調節機能がうまく働かなくなり，異常を示す状態。日射病，熱痙攣，熱疲労，熱射病がある。

● 熱発 （ねっぱつ） fever

発熱のこと。

● バイオハザード biohazard

危険性のある微生物やそれに感染した動物を扱うことから生じる，人や生物界への危険をいう。日本語で「生物災害」

● バイタルサイン vital signs

全身の状態を把握するためのサインのこと。バイタルサイン測定とは，血圧，脈拍，呼吸，体温を測定すること。生命徴候ともいう。

● バイトブロック bite block

咬合阻止器のこと。口腔にチューブを入れる必要がある場合や，患者に意識障害などがあり舌を噛んでしまう危険性がある場合に使用するマウスピース。

● 跛行 （はこう） claudication

歩行が異常な状態。しばらく歩くと歩行できなくなり，短時間休むと再び歩けるようになる間欠性跛行などがある。

● 発病 （はつびょう） onset

疾患により全身に症状（発熱等）が現れること。自覚症状がなく，検査のみにて発病といわれる場合もある。

● 汎発性 （はんぱつせい） universal

全身に広がった症状を示すこと。

● 皮下気腫 （ひかきしゅ） subcutaneous emphysema

皮下に空気が腫瘤状にたまった状態のこと。

● 必須アミノ酸 （ひっすあみのさん） essential amino acid

体内で合成できないアミノ酸で，食物からの摂取が必須である。バリン，ロイシン，イソロイシン，トレオニン（スレオニン），メチオニン，フェニルアラニン，トリプトファン，リジン，ヒスチジンの9種がある。

● 必須脂肪酸 （ひっすしぼうさん）　　　　　　　　　　　　　　　　　essential fatty acid

体内で合成できないので，食物からの摂取が必須である脂肪酸。リノール酸，α-リノレン酸，アラキドン酸などがある。

● ビタミン　　　　　　　　　　　　　　　　　　　　　　　　　　　vitamin （Vit.）

体内で生合成できない栄養素の1つ。食物からの摂取が必須である。水に溶けやすい水溶性ビタミン（B_1・B_2・B_6・B_{12}・ナイアシン・葉酸・パントテン酸・ビオチン・C）と脂質に溶けやすい脂溶性ビタミン（A・D・E・K）に分けられる。

● 皮膚潰瘍 （ひふかいよう）　　　　　　　　　　　　　　　　　　　　　skin ulcer

物理的・化学的要因，炎症，循環障害，栄養障害などによる出血を伴う比較的広い皮膚欠損の状態。

● 肥満 （ひまん）　　　　　　　　　　　　　　　　　　　　　　　　　　　obesity

標準より体重が増え，体脂肪率が増加している状態。

● 瀰慢性 （びまんせい）　　　　　　　　　　　　　　　　　　　　　　　　diffuse

病変が広く拡散している状態。

● 鼻翼呼吸 （びよくこきゅう）　　　　　　　　　　　　　　　　　nasal alar breathing

高度の呼吸困難で，呼吸に応じて鼻翼が動いてしまう状態。

● 頻呼吸 （ひんこきゅう）　　　　　　　　　　　　　　　　　　　　　　tachypnea

安静時1分間12～20回程度の健常成人の呼吸数が24回以上になる状態。呼吸促迫ともいう。

● 頻尿 （ひんにょう）　　　　　　　　　　　　　　　　　　　　　　　pollakiuria

通常時に比べて排尿回数が多いこと。膀胱腫瘍や膀胱炎などで認められるが，個人差が大きい。

● 腹臥位 （ふくがい）　　　　　　　　　　　　　　　　　　　　　perineal position

腹ばいに寝た姿勢。

● 浮腫 （ふしゅ）　　　　　　　　　　　　　　　　　　　　　　　　　　　edema

細胞間隙に組織液が増加して貯留した状態でむくみのこと。心性，腎性，肝性，栄養性，内分泌性，妊娠性などさまざまな原因が考えられる。

● 不随意 （ふずいい）　　　　　　　　　　　　　　　　　　　　　　　involuntary

自分の意志とは関係なく行われること。

● 分利 （ぶんり）　　　　　　　　　　　　　　　　　　　　　　　　　　　crisis

高熱が，短時間で急激に下降する熱の下がり方。

● 便器 （べんき）　　　　　　　　　　　　　　　　　　　　　　　　　　bed pan

トイレまでの移動ができない患者が，ベッド上で排泄時に使用する器具。

● 変性 （へんせい）　　　　　　　　　　　　　　　　　　　　　　denaturation

細胞や組織が刺激を受けた結果，形態が変化したり，機能が低下した状態をいう。

● 縫合 （ほうごう）　　　　　　　　　　　　　　　　　　　　　　　　　　suture

創傷部または手術部を縫い合わせること。針と糸を使用するのが基本だが，ステイプラー（ホチキスのような器具）や接着剤を使用する場合もある。

● 乏尿 （ほうにょう）　　　　　　　　　　　　　　　　　　　　　　　　oliguria

1日の尿量が少ないこと。通常，1日500 mL以下の排尿をいう。

● 歩行器 （ほこうき）　　　　　　　　　　　　　　　　　　　　　　　　walker

不安定な患者の歩行を助ける器具。身体を取り囲むように金属フレームで囲まれた形をし，車輪のついたものとないものがある。

● **本態性** （ほんたいせい） essential

疾患の原因は不明であるが，症状が認められる病態。たとえば本態性高血圧症は，原因が不明だが血圧が高い状態をいう。

● **慢性疾患** （まんせいしっかん） chronic disease

長期間の経過をたどる疾患。生涯にわたり治療が必要な疾患もある。

● **脈拍数** （みゃくはくすう） pulse rate （PR）

心臓から拍出された血液により，動脈に起こる振動。心拍数とほぼ同じ数値となる。総頸動脈，橈骨動脈，上腕動脈，大腿動脈，足背動脈などで測定する。

● **無尿** （むにょう） anuria

腎不全などで尿がつくられなくなり，1日の尿量が 100 mL 以下の状態をいう。

● **滅菌** （めっきん） sterilization

あらゆる微生物を殺滅した状態のこと。火炎滅菌，乾熱滅菌，高圧蒸気滅菌などの方法がある。

● **幼児** （ようじ） child

満1歳から小学校就学前までの小児。

● **腰椎麻酔** （ようついますい） spinal anesthesia

脊髄根部に麻酔を作用させて，半身の知覚を麻痺させる方法。

● **抑制** （よくせい） restraint

意識がない，自分で安静が保てないなどで患者が危険な状態になる場合，危険予防のために，身体の一部を動かせないようにすること。

● **予後** （よご） prognosis

疾患の転帰を予測すること。疾患が治癒する可能性が高いことを予後が良い，疾患が治癒する可能性が低く，死亡する可能性が高いことを予後が悪いという。

● **与薬** （よやく） medication

薬を患者に使用すること。投薬ともいう。

● **理学療法** （りがくりょうほう） physical therapy

外傷性に障害を起こした部位に，基本的動作能力の回復を目的として行われる。治療体操などの運動，電気療法，マッサージ，罨法（あんぽう）など物理的手段を加える治療。

● **立位** （りつい） standing position

立った姿勢。

● **リハビリテーション** rehabilitation

事故や疾患などで低下した身体または精神的機能を，その人がその人らしく生活できるように，訓練によりできる限り回復させる，専門職によって行われる訓練プロセス。

● **流動食** （りゅうどうしょく） diet for weaning period, liquid diet

重湯，牛乳，スープなど流動状になっている食事。

● **るい痩** （るいそう） emaciation

病的に体重が減少しやせること。

● **レシピエント** recipient

臓器移植で，臓器の提供を受ける側。

循環器科 ②

循環器は全身に血液を送る器官。ポンプの役目をする心臓と、血液が通る管の役目をする血管、リンパ節、リンパ管により構成される。

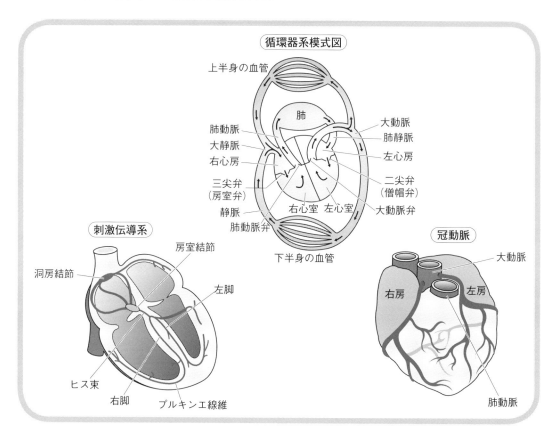

循環器系模式図

上半身の血管
肺
肺動脈
大静脈
右心房
三尖弁（房室弁）
静脈
肺動脈弁
右心室 左心室
下半身の血管
大動脈
肺静脈
左心房
二尖弁（僧帽弁）
大動脈弁

刺激伝導系

房室結節
洞房結節
左脚
ヒス束
右脚
プルキンエ線維

冠動脈

右房
大動脈
左房
肺動脈

解 剖

● 右心室 （うしんしつ）　　　　　　　　　　　　　　　　　　　　　　　right ventricle

肺動脈を介して、血液を肺に送り込む。肺循環の要。

● 右心房 （うしんぼう）　　　　　　　　　　　　　　　　　　　　　　　right atrium

全身の静脈血を貯血したあと、右心室へ押し出す。

● 冠動脈 （かんどうみゃく）　　　　　　　　　　　　　　　　　　　　coronary artery

心臓に栄養を送る血管の総称。右心房・右心室側に右下行枝、左心房・左心室側に左下行枝、前下行枝、回旋枝と続く。

● 血管 （けっかん）　　　　　　　　　　　　　　　　　　　　　　　　　　vessel

血液を送る管。大血管（大動脈、大静脈）、中血管（中動静脈）、小血管（小動静脈）、毛細血管に分類される。

●左心室 (さしんしつ)　　　　　　　　　　　　　　　　　　　　left ventricle

大動脈を介して全身に血液を送り出す。最終的にこのポンプの力で，全身の隅々に行き渡った血液が右心房に戻る。

●左心房 (さしんぼう)　　　　　　　　　　　　　　　　　　　　　left atrium

肺静脈からの動脈血を貯血し，左心室に押し出す。

●三尖弁 (さんせんべん)　　　　　　　　　　　　right atrioventricular valve

右心房と右心室を隔てる弁。右心室が収縮したときに右心房へ血液が逆流するのを防ぐ。房室弁ともいう。

●静脈 (じょうみゃく)　　　　　　　　　　　　　　　　　　　　　　　　vein

全身から心臓に血液（動脈血，静脈血を問わない）を戻す血管。圧力はかからないために，血管壁は動脈よりも薄く，逆流を防ぐための弁をもつ。

●心室中隔 (しんしつちゅうかく)　　　　　　　　　　　　ventricular septal

左心室と右心室を隔てる壁。

●心臓 (しんぞう)　　　　　　　　　　　　　　　　　　　　　　　　　heart

身体の隅々に血液を介して栄養と酸素を送り込むためのポンプの役目を担う臓器。

●心房中隔 (しんぼうちゅうかく)　　　　　　　　　　　　　　atrial septal

左心房と右心房を隔てる壁。

●僧帽弁 (そうぼうべん)　　　　　　　　　　　　left atrioventricular valve

左心室と左心房を隔てる弁。左心室が収縮したときに左心房へ血液が逆流するのを防ぐ。二尖弁ともいう。

●胎児循環 (たいじじゅんかん)　　　　　　　　　　　　　　fetal circulation

胎児期のみに存在する血液循環のこと。心房中隔にある卵円孔 foramen ovale，肺動脈と大動脈間にある動脈管（ボタロー管），胎盤へと続く臍静脈と下大静脈間の静脈管などがある。

●大静脈 (だいじょうみゃく)　　　　　　　　　　　　　　　　　　　　　vein

全身から戻ってきた血液を右心房へ戻すための血管。

●大動脈 (だいどうみゃく)　　　　　　　　　　　　　　　　　　　　　aorta

左心室から出て，全身に血液を送り出すための血管。

●大動脈弁 (だいどうみゃくべん)　　　　　　　　　　　　　　aortic valve

左心室から大動脈を介して全身に送り出された血液が左心室に逆流するのを防ぐ，心臓の出口にある弁。

●洞房結節 (どうぼうけっせつ)　　　　　　　　　　　　　　sinoatrial node

心臓の拍動数とリズムをつかさどる電気刺激を発生し，ペースメーカーとしての役割を担う特殊心筋の集まり。この刺激（指令）が心房ならびに房室結節に伝達される。

●動脈 (どうみゃく)　　　　　　　　　　　　　　　　　　　　　　　　artery

心臓から血液（動脈血，静脈血を問わない）を送り出す血管。心臓の拍動による圧力の変化に応じて血管の太さが変わるため，皮膚近くにある動脈の動きを脈として触知できる。通常，心室のポンプ力は高いため，動脈壁は厚い。

●二尖弁 (にせんべん)　　　　　　　　　　　　left atrioventricular valve

左心室と左心房を隔てる弁。左心室が収縮したときに左心房へ血液が逆流するのを防ぐ。僧帽弁ともいう。

● 肺静脈 （はいじょうみゃく）　　　　　　　　　　　　　　　　　　　　pulmonary vein

肺でガス交換されて酸素を多く含んだ血液を左心房へ送る静脈。動脈血が流れている。

● 肺動脈 （はいどうみゃく）　　　　　　　　　　　　　　　　　　　　pulmonary artery

右心室の静脈血を肺に送り込むための動脈。静脈血が流れている。

● 肺動脈弁 （はいどうみゃくべん）　　　　　　　　　　　　　　　　　pulmonary valve

右心室から肺動脈に送り出された血液（静脈血）が右心室に逆流するのを防ぐ，右心室と肺動脈の起始部にある弁。

● ヒス束 （ひすそく）　　　　　　　　　　　　　　　　　　　　　　　His bundle

心室を収縮させる指令を送る特殊心筋の集まり。右脚（右心室担当）・左脚（左心室担当）に枝分かれして，最終的にプルキンエ線維となって広がっていく。

● プルキンエ線維 （ぷるきんえせんい）　　　　　　　　　　　　　　　Purkinje fiber

右脚・左脚の最終末端。ここから心臓固有の心筋に刺激が伝わり，心室が収縮する。

● 房室結節 （ほうしつけっせつ）　　　　　　　　atrioventricular node（A-V node）

洞房結節からの指令を，ヒス束へと伝える。

● 房室弁 （ほうしつべん）　　　　　　　　　　　right atrioventricular valve

右心房と右心室を隔てる弁。右心室が収縮したときに右心房へ血液が逆流するのを防ぐ。三尖弁ともいう。

● ボタロー管 （ぼたろーかん）　　　　　　　　　　　　　　　　　　　Botallo's tube

肺静脈と大動脈を交通する血管。胎児期のみ血液の流通がある。

● リンパ系 （りんぱけい）　　　　　　　　　　　　　　　　　　　　　lymphatic system

組織液を運搬する重要な脈管系。リンパ節，リンパ管，リンパ液によってなる。リンパ管は最終的に大静脈に開口する。リンパ液は，筋肉や関節の運動に伴って循環し，免疫にかかわっている。

生理

● 拡張期血圧 （かくちょうきけつあつ）　　　　　　　　　diastolic blood pressure

心室の拡張期に，血管に残存する圧力。最低血圧ともいう。

● 血圧 （けつあつ）　　　　　　　　　　　　　　　　　　　　　　　blood pressure

動脈壁にかかる血液の圧力。心臓の血液の拍出力の強さ，血管の柔軟性，太さで決定される。

● 最高血圧 （さいこうけつあつ）　　　　　　　　　　　systolic blood pressure

心室の収縮に伴って，心臓が血液を全身に拍出した際に血管に加わる圧力。収縮期血圧ともいう。

● 最低血圧 （さいていけつあつ）　　　　　　　　　　　diastolic blood pressure

心室の拡張期に，血管に残存する圧力。拡張期血圧ともいう。

● 刺激伝導系 （しげきでんどうけい）　　　　　　　　　conduction system

心臓全体の収縮を一定の様式で行うためのシステム。洞房結節から始まり，房室結節，ヒス束，左右脚，プルキンエ線維に至る。

● 収縮期血圧 （しゅうしゅくきけつあつ）　　　　　　　systolic blood pressure

心室の収縮に伴って，心臓が血液を全身に拍出した際に血管に加わる圧力。最高血圧ともいう。

● 小循環 （しょうじゅんかん）　　　　　　　　　　　　　　　　　　local circulation

血液が，右心室から肺動脈を通って肺を循環し，肺静脈を介して左心房に戻るまでの経路。肺循環ともいう。

● 静脈血 （じょうみゃくけつ）　　　　　　　　　　　　　　venous blood

二酸化炭素を多く含み暗赤色を示す血液。

● 心拍動 （しんはくどう）　　　　　　　　　　　　　　　heart beat

心臓の周期的な動き。

● 体循環 （たいじゅんかん）　　　　　　　　　　　　　grand circulation

血液の循環経路の1つ。左心室から大動脈を経て全身に血液を分布し，大静脈を介して右心房まで血液を戻す循環経路。大循環ともいう。

● 大循環 （だいじゅんかん）　　　　　　　　　　　　　grand circulation

血液の循環経路の1つ。左心室から大動脈を経て全身に血液を分布し，大静脈を介して右心房まで血液を戻す循環経路。体循環ともいう。

● 動脈血 （どうみゃくけつ）　　　　　　　　　　　　　　arterial blood

酸素を多く含む鮮紅色の血液。

● 肺循環 （はいじゅんかん）　　　　　　　　　　　pulmonary circulation

血液が，右心室から肺動脈を通って肺を循環し，肺静脈を介して左心房に戻るまでの経路。小循環ともいう。

● 脈（拍）（みゃく（はく））　　　　　　　　　　　　　　　pulse （p）

心臓の収縮によって動脈血が血管を押し広げるときの血管の動き。心拍動とは異なることもある。

症状

● 胸痛 （きょうつう）　　　　　　　　　　　　　　　　chest pain

心筋が虚血に陥ったときに発生する。

● 虚血 （きょけつ）　　　　　　　　　　　　　　　　ischemia

組織や臓器への動脈血の供給が途絶えた状態。組織の低酸素状態が継続すると，組織・臓器は壊死に至る。

● 血栓 （けっせん）　　　　　　　　　　　　　　　　thrombus

血管内で血液の凝固塊ができた状態。血栓が原因で起こる病的状態を血栓症 thrombosis という。

● 結滞 （けったい）　　　　　　　　　　　　　　　pulse deficit

不整脈の1つ。脈が1回飛んだように感じられるものをいう。

● 梗塞 （こうそく）　　　　　　　　　　　　　　　　infarct

血栓や塞栓の形成に伴って血行が途絶され，その先の組織が壊死をしてしまった状態。

● 硬脈 （こうみゃく）　　　　　　　　　　　　　　　hard pulse

脈がしっかり強く触れる状態。高血圧症，緊張時に認められる。

● 徐脈 （じょみゃく）　　　　　　　　　　　　　　bradycardia

脈拍数が1分間に50回以下のもの。

● 心尖拍動 （しんせんはくどう）　　　　　　　　　　　　apex beat

心臓の拍動が胸壁に伝わり皮膚表面から心臓の拍動を確認できる状態。やせている人にみられる。

● 心タンポナーデ （しんたんぽなーで）　　　　　　　cardiac tamponade

心膜の内側に血液や滲出液がたまり，心臓が十分に動かなくなった状態。

● 塞栓 （そくせん）　　　　　　　　　　　　　　　embolism

血栓や空気や脂肪が血管内を流れていき，細い血管に詰まってしまうこと。

● 軟脈 （なんみゃく）   soft pulse

脈が弱く触れにくい状態。貧血，ショック時などに認められる。

● 頻脈 （ひんみゃく）   tachycardia

成人の場合心拍数が 1 分間に 100 回以上のもの。

● 不整脈 （ふせいみゃく）   arrhythmia

脈のリズムが不規則になっているもの。頻脈，徐脈などの病態の総称。

検 査

● 冠動脈造影 （かんどうみゃくぞうえい）   coronary angiography （CAG）

カテーテルで造影剤を冠動脈に注入し，冠動脈の狭窄や閉塞をみつける。

● 心エコー （しんえこー）   echo cardiogram

超音波を心臓に当て，心臓の形態，収縮機能，弁機能などを観察する。

● 心音図 （しんおんず）   phonocardiogram （PCG）

心臓や血管で発生する音を図に表現したもの。中隔欠損，心臓弁の異常などを検査する。

● 心臓カテーテル法 （しんぞうかてーてるほう）   cardiac catheterization

鼠径部や肘関節の太い血管からカテーテルを心臓まで挿入し，心臓，冠状動脈の機能や形態を検査する方法。検体の採取や造影検査，治療にも利用される。

● 心電図 （しんでんず）   electrocardiogram （ECG）

心臓の機能を電気信号に変換して，波形として記録する検査システム。

● 中心静脈圧 （ちゅうしんじょうみゃくあつ）   （CVP）

右心房内の圧。鎖骨下静脈より右心房へカテーテルを挿入し測定する。

● 負荷心電図 （ふかしんでんず）   exercise ECG

エルゴメーターをこいだり，トレッドミル上を走ったり，踏み台を上り下りして，運動によって心臓に負荷をかけ，心機能の変化を観察する検査法。

● ホルター心電図 （ほるたーしんでんず）   Holter ECG

日常生活の心臓の動きを，24 時間記録する検査法。

疾 患

● 狭心症 （きょうしんしょう）   angina pectoris

冠動脈の狭窄で，心臓が必要とする血液（栄養と酸素）を供給できないことで，胸痛発作を引き起こす病態。

● 虚血性心疾患 （きょけつせいしんしっかん）   ischemic heart disease （IHD）

冠動脈が動脈硬化などによって狭窄し，心筋の活動のために必要とされる血液（栄養）を供給できない病態。狭心症，心筋梗塞が代表。

● 高血圧症 （こうけつあつしょう）   hypertension

健常時の血圧よりも高い状態が持続する病態。各種血管系の疾患の温床になる。140/90 mmHg 以上が高血圧とされている（日本高血圧学会：高血圧治療ガイドライン 2019）。

● 粥状硬化症 （じゅくじょうこうかしょう）   atherosclerosis

コレステロールなどの脂質が動脈壁に沈着することによって，動脈の柔軟性がそこなわれる病態。

● 静脈瘤 (じょうみゃくりゅう)　　　　　　　　　　　　　　　　　　　　　　　varix

静脈血の流れが悪くなることにより，血管が瘤状に膨れた状態。肝硬変の症状で起こる食道静脈瘤や，長時間の立ち仕事での下肢静脈瘤などがある。

● 心筋梗塞 (しんきんこうそく)　　　　　　　　　　　　myocardial infarction（MI）

冠動脈が狭窄もしくは閉塞して，血行が途絶えて心筋が壊死した状態。通常胸痛が 15 分以上継続する。

● 心筋症 (しんきんしょう)　　　　　　　　　　　　　　　cardiomyopathy（CM）

心筋に障害の出る疾患の総称。

● 心室細動 (しんしつさいどう)　　　　　　　　　　ventricle fibrillation（VF）

心臓が洞房結節からの指示に従わず無秩序に収縮し，心臓としての機能を果たさなくなる状態。意識消失を伴い循環不全に陥る。AED や電気的除細動器などで，緊急に対応する。

● 心室中隔欠損 (しんしつちゅうかくけっそん)　　　　ventricular septal defect（VSD）

先天性心疾患の 1 つで，左心室・右心室を隔てる中隔に穴が開いている状態。

● 心不全 (しんふぜん)　　　　　　　　cardiac failure（CF），heart failur（HF）

心臓が疲労（疲弊）してポンプ力が低下し，全身が必要とする血液を送り出せない状態。頻脈，呼吸困難，浮腫を合併することが多い。右心不全では全身性の浮腫が，左心不全では肺浮腫に伴う呼吸困難が認められる。

● 心房細動 (しんぼうさいどう)　　　　　　　　　　　　atrial fibrillation（AF）

心房の収縮が無秩序になった状態。血栓をつくりやすく，ほかの臓器に影響することがある。

● 心房中隔欠損 (しんぼうちゅうかくけっそん)　　　　　atrial septal defect（ASD）

先天性心疾患の 1 つで，右心房・左心房を隔てている中隔に穴が開いている状態。

● 先天性心疾患 (せんてんせいしんしっかん)　　　　　congenital heart disease

生まれつき，心臓に解剖学的な異常があるもの。早期診断，外科処置が必須。

● 大動脈瘤破裂 (だいどうみゃくりゅうはれつ)　　　　　ruptured aortic aneurysm

動脈硬化などで弱くなった動脈の血管壁がふくらんだ状態を動脈瘤といい，大動脈にできた動脈瘤が破れ，血管外に血液が流出した病態。致死的な状態。

● 低血圧症 (ていけつあつしょう)　　　　　　　　　　　　　　　　　hypotension

日常生活での最高血圧が 100 mmHg 以下の状態。

● 動脈管開存症 (どうみゃくかんかいぞんしょう)　　　　　　　　　　　　（PDA）

胎児期の先天性心疾患の 1 つで，ボタロー管が出生後も閉鎖せず，開存した状態。ボタロー管開存症ともいう。

● 動脈硬化症 (どうみゃくこうかしょう)　　　　　　　　　　　　arteriosclerosis

血管内壁にカルシウムなどによる石灰化が起こり，硬くもろくなる病態。各種疾患の原因となる。

● 肺血栓塞栓症 (はいけっせんそくせんしょう)　　　　　pulmonary embolism（PE）

肺動脈に閉塞が起こり，肺循環障害を起こす疾患。

● ファロー四徴症 (ふぁろーしちょうしょう)　　　　tetralogy of Fallot（TOF, T/F）

先天性心疾患の 1 つで，4 つの心臓の形態異常が重なっているもの。

● 弁膜症 (べんまくしょう)　　　　　　　　　　　　　valvular heart disease

心臓にある 4 種類のうちいずれかの弁の先天的または後天的障害の総称。

●ボタロー管開存症 (ぼたろーかんかいぞんしょう) (PDA)

胎児期の先天性心疾患の1つで，ボタロー管が出生後も閉鎖せず，開存した状態。動脈管開存症ともいう。

治 療

●冠動脈バイパス術 (かんどうみゃくばいぱすじゅつ) (A/C bypass)

冠動脈が狭窄あるいは狭窄し始めて心筋が虚血状態になった場合，その部分に血液が流れるようにするために自己血管を移植し，大動脈から血液を直接引き込む手術。

●経皮的冠動脈形成術 (けいひてきかんどうみゃくけいせいじゅつ) (PTCA)

太い血管から冠動脈までバルーンの付いた細いカテーテルを送り込み，狭窄した冠動脈を強引に広げてしまう手術。虚血性心疾患治療の現在の主流。

●自動体外式除細動器 (じどうたいがいしきじょさいどうき) (AED)

救命率を高めるために，誰にでもできるように開発された除細動器。

●ペースメーカー pacemaker

自動能が失調したために生じる不整脈で，日常生活に支障を来したり，生命維持にかかわるときに，心機能を正常に維持する。

呼 吸 器 科　③

空気より酸素を体内に取り入れ，体内でつくられた二酸化炭素を空気中に排泄する臓器。空気を通すための気道と肺で構成され，肺のなかには，酸素と二酸化炭素を交換する肺胞がある。

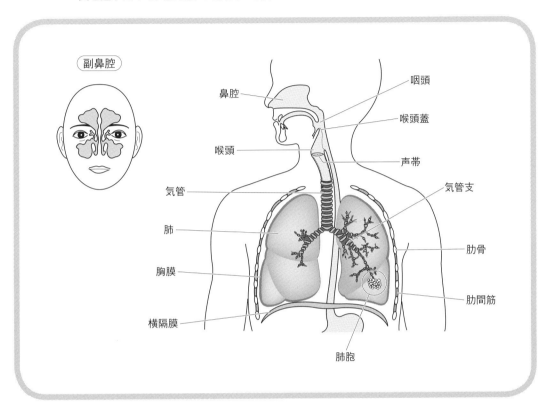

（副鼻腔）

鼻腔　咽頭
喉頭蓋
喉頭　声帯
気管　気管支
肺　肋骨
胸膜　肋間筋
横隔膜　肺胞

解 剖

● 咽頭 （いんとう）　　　　　　　　　　　　　　　　　　　　　　pharynx

鼻と口につながり喉頭へと続く。口腔と食道の間の長さ 12～14 cm の管。中耳から通じる耳管が開口する。

● 横隔膜 （おうかくまく）　　　　　　　　　　　　　　　　thoracic diaphragm

胸腔と腹腔を隔てる筋肉と結合組織でできた膜。呼吸運動に関与している。

● 気管 （きかん）　　　　　　　　　　　　　　　　　　　　　　trachea

10～11cm の長さの空気の通り道で，軟骨が輪状に連なり，掃除機の蛇腹のような形状の器官。

● 気管支 （きかんし）　　　　　　　　　　　　　　　　　　　　bronchus

気管を左右の肺へつなげる管で，第5胸椎の位置で気管から枝分かれする。肺に到着した気管支は細分化し，最終的に肺胞に開口する。

●胸郭 （きょうかく） thorax

肺や心臓のある胸腔を囲む形の筒状の骨格。胸骨（1個），肋骨（12対），肋軟骨，胸椎（12個）からなる。

●胸腔 （きょうくう） thoracic cavity

肋骨などに囲まれた空間で，肺ならびに心臓が格納されている。

●胸膜 （きょうまく） pleura

肺を覆う二重の膜。胸郭側の壁側胸膜と，肺側の臓側胸膜の2枚の膜があり，膜の間が胸膜腔。

●喉頭 （こうとう） larynx

咽頭と気管を連絡する管で，発声にかかわる声帯がある。

●喉頭蓋 （こうとうがい） epiglottis

嚥下の際に気管のほうに食べ物，飲み物が入らない（誤嚥を防ぐ）よう，喉頭を閉じる蓋の役割をもつ。

●声帯 （せいたい） vocal cord

2枚の粘膜のひだで，発声にかかわる。

●肺 （はい） lung

肋骨に守られる形で胸部にある呼吸の要となる臓器。左右の肺があり，右肺3葉（鎖骨位から上葉，中葉，下葉），左肺2葉（上葉と下葉）に分かれている。

●肺胞 （はいほう） alveolus

細い気管支の先にあるブドウの房のような，極小の空気の袋（風船）。ガス交換を行う。肺胞が感染すると肺炎になる。

●鼻腔 （びくう） nasal cavity

空気の取り込み口。上・中・下鼻道に分かれている。空気の異物を除去し，加温・加湿する。

●副鼻腔 （ふくびくう） paranasal sinus

鼻腔を取り囲む4つの骨の内部にある空間。それぞれの副鼻腔は鼻腔につながる。

●肋間筋 （ろっかんきん） intercostal muscle

肋骨の間に存在する筋肉。外肋間筋と内肋間筋があり，外肋間筋が収縮すると吸気し，内肋間筋が収縮すると呼気する。

生 理

●外呼吸 （がいこきゅう） external respiration

肺で行われるガス交換のこと。肺胞から血液に外気の酸素を取り込み，二酸化炭素を外気に排出する。

●ガス交換 （がすこうかん） gas exchange

二酸化炭素を排泄して，酸素を取り込むこと。

●吸気 （きゅうき） inspiration

呼吸によって吸われた息。

●胸式呼吸 （きょうしきこきゅう） breast breathing

肋間筋の収縮と弛緩によって胸腔内容積を変化させる呼吸法。女性に多い。

●呼気 （こき） expiration

呼吸によって吐き出された息。

●呼吸 (こきゅう)　　　　　　　　　　　　　　　　　　　　　　　respiration

酸素を取り込み二酸化炭素を排泄する仕組み（ガス交換）。生命維持に不可欠。

●内呼吸 (ないこきゅう)　　　　　　　　　　　　　　　　　　internal respiration

末梢毛細血管内の血液と組織（細胞）の間で行われるガス交換。

●腹式呼吸 (ふくしきこきゅう)　　　　　　　　　　　　　abdominal breathing

横隔膜の運動によって胸腔内容積を変化させる呼吸。男性に多い。

症状

●喀痰 (かくたん)　　　　　　　　　　　　　　　　　　　　　　　　　sputum

気道分泌物および外気によって侵入した異物を気道分泌物がつつみこんだもの。痰ともいう。

●喀痰喀出不全 (かくたんかくしゅつふぜん)　　　　difficulty of expectoration

痰の粘稠性（ねんちゅうせい）が高いために気管外に排出できないこと。高齢者では痰の排泄ができず痰詰まりで窒息死することが多い。

●喀血 (かっけつ)　　　　　　　　　　　　　　　　　　　　　　　hemoptysis

呼吸器からの出血を痰とともに吐き出すこと。結核などで認める。

●起坐呼吸 (きざこきゅう)　　　　　　　　　　　　　　　　　　　orthopnea

呼吸困難のために身体を横にできず，座ってうずくまる呼吸体位。

●胸水 (きょうすい)　　　　　　　　　　　　　　　　　　　pleural effusion

正常時は胸膜腔内に存在し，呼吸運動を円滑にしている。感染症などに罹患すると胸水は増加し，呼吸を妨げる。

●誤嚥 (ごえん)　　　　　　　　　　　　　　　　　　　　　　　　aspiration

食道に入るべき食物・水分が，気管に入ってしまうこと。しばしば肺炎を起こし，致命的になる。

●嗄声 (させい)　　　　　　　　　　　　　　　　　　　　　　　hoarseness

声帯の異常によりささやくような声やしわがれた声しか出なくなった状態。

●喘鳴 (ぜんめい)　　　　　　　　　　　　　　　　　　　　　　　wheezing

呼吸困難を伴い，呼吸時に笛のような音が出る状態。気管支喘息の典型的症状。

●痰 (たん)　　　　　　　　　　　　　　　　　　　　　　　　　　　sputum

気道分泌物および外気によって侵入した異物を気道分泌物がつつみこんだもの。喀痰ともいう。

●チアノーゼ　　　　　　　　　　　　　　　　　　　　　　　　　　cyanosis

血中の二酸化炭素が多くなり，血液の色とともに皮膚・粘膜が紫色になった状態。循環器，呼吸器疾患に認められる。

●努力呼吸 (どりょくこきゅう)　　　　　　　　　　　　　forced respiration

呼吸困難時，通常では動かさない部位を使い，呼吸しようとすること。

●ばち指 (ばちゆび)　　　　　　　　　　　　　　　　　　　　clubbed finger

重症肺疾患などのときにみられる。指先がばち状にふくらみ，爪は指先を通り越して手のひら側に巻き込む。

●**1 秒率** (いちびょうりつ) (FEV~1.0%~)

努力して1秒間に吐き出せる呼気の全肺活量に対する割合。この量が低下すると，閉塞性肺疾患を疑う。

●**1 回換気量** (いっかいかんきりょう) tidal volume

安静時の呼吸体積のこと。健常成人の換気量は1回に500 mL 程度。

●**ガフキー号数** (がふきーごうすう) Gaffky scale

結核患者の痰中の結核菌の数を号数化して表示したもの。

●**機能的残気量** (きのうてきざんきりょう) functional residual capacity

安静時の呼吸（1回換気量）の呼息時（息を吐いた段階）で，肺に残留している空気量。

●**胸腔穿刺** (きょうくうせんし) thoracentesis

胸壁から穿刺針を用いて胸腔の胸水などを吸い出し，その物質の状態を調べる。

●**胸部 X 線検査** (きょうぶえっくすせんけんさ) chest X-ray examination

X 線を利用した胸部の撮影。肺や肋骨などの病変が確認できる。

●**血液ガス分析** (けつえきがすぶんせき) blood gas analysis

採取した動脈血で行う検査。動脈血酸素分圧，動脈血二酸化炭素分圧，pH を調べる。

●**呼吸曲線** (こきゅうきょくせん) spirogram

スパイロメーターを使用して得られた最大吸気と最大努力性呼気によって得られる図形。スパイログラムともいう。

●**最大吸気位** (さいだいきゅうきい) inspiratory capacity

吸気できる最大量。

●**最大呼気位** (さいだいこきい) expiratory capacity

呼気（排気）できる最大量。

●**残気量** (ざんきりょう) residual volume

どんなに息を吐き出しても，出し切れずに肺と気管内に残っている空気量。

●**スパイログラム** spirogram

スパイロメーターを使用して得られた最大吸気と最大努力性呼気によって得られる図形で，呼吸曲線ともいう。

●**スパイロメトリー** spirometry

呼吸機能全般を検査すること。肺機能検査ともいう。

●**肺活量** (はいかつりょう) vital capacity

最大吸気位から最大呼気位までの肺の容積のこと。成人で2,500〜4,000 mL（性差あり）程度。

●**肺機能検査** (はいきのうけんさ) pulmonary function test

呼吸機能全般を検査すること。スパイロメトリーともいう。

●**肺気量分画測定** (はいきりょうぶんかくそくてい) fractional lung volume

スパイロメーターを使用し呼吸状態を調べる検査。1回換気量，予備呼気量，予備吸気量，肺活量などが測定される。

●**フローボリューム曲線** (ふろーぼりゅーむきょくせん) flow-volume curve

最大吸気から努力呼気したときの呼気の流れを図にしたもの。

● **予備吸気量**（よびきゅうきりょう）　inspiratory reserve volume

1回換気量（約500 mL）から胸腔（肺内）に取り込める空気の予備量のこと（余分に吸い込める空気の体積）。

● **予備呼気量**（よびこきりょう）　expiratory reserve volume

1回換気量からさらに排出できる空気の予備量（肺内に残存し排出できる空気量）。

疾患

● **過換気症候群**（かかんきしょうこうぐん）　hyperventilation syndrome

過呼吸により血中の二酸化炭素が減少し酸素濃度が高くなった状態。両手足のしびれと呼吸困難が現れる。致命的ではなく後遺症もない。

● **下気道炎**（かきどうえん）　bronchitis

気管支に細菌などが感染し，炎症を起こした状態。気管支炎ともいう。

● **間質性肺炎**（かんしつせいはいえん）　interstitial pneumonia

肺の間質組織が炎症を起こした状態の肺炎で，通常無菌性である。難治性の呼吸器疾患の代表。

● **気管支炎**（きかんしえん）　bronchitis

気管支に細菌などが感染し，炎症を起こした状態。下気道炎ともいう。

● **気管支拡張症**（きかんしかくちょうしょう）　bronchiectasis

気管支と細気管支が永続的に異常に拡張している状態。

● **気管支喘息**（きかんしぜんそく）　bronchial asthma

Ⅰ型アレルギーを原因の1つとし，抗原抗体反応の結果，細気管支が狭窄してガス交換能力が低下する呼吸器疾患。呼吸困難を主訴とする。1秒量は低下するが，肺活量に変化はない。

● **気胸**（ききょう）　pneumothorax

胸腔内で空気が肺を圧迫して，ガス交換ができない状態。外傷や，肺胞が破れても起こる。

● **急性呼吸窮迫症候群**（きゅうせいこきゅうきゅうはくしょうこうぐん）　（ARDS）

重症患者に発症しやすい呼吸不全の病態。突然発症し，急性に増悪する。

● **胸膜炎**（きょうまくえん）　pleurisy

胸膜の炎症による病気。肺がんや肺結核を原因とすることが多い。

● **拘束性換気障害**（こうそくせいかんきしょうがい）　restrictive ventilatory impairment

肺が伸展（ふくらむこと）できないためにガス交換が制限され，呼吸機能が低下した状態。

● **誤嚥性肺炎**（ごえんせいはいえん）　aspiration pneumonia

食物などを誤嚥することで起こる肺炎。

● **新生児呼吸窮迫症候群**（しんせいじこきゅうきゅうはくしょうこうぐん）　（IRDS）

肺胞内に高蛋白の血漿成分が滲出することで発生する新生児の呼吸不全。

● **睡眠時無呼吸症候群**（すいみんじむこきゅうしょうこうぐん）　sleep-apnea syndrome（SAS）

夜間睡眠中に頻回に短時間（1〜3分）の呼吸停止が起こり，日中の活動に支障が出る状態。

● **蓄膿症**（ちくのうしょう）　chronic paranasal sinus

副鼻腔粘膜の慢性の炎症。慢性副鼻腔炎ともいう。

● **肺炎**（はいえん）　pneumonia

気管支肺炎と肺葉性肺炎があるが，いずれも細菌・ウイルス感染症。

●肺気腫 （はいきしゅ）   pulmonary emphysema

不可逆性に肺胞およびその周囲組織が拡張した状態で，換気能力が低下する。

●副鼻腔炎 （ふくびくうえん）   sinusitis

副鼻腔の炎症で，感染，アレルギーなどを原因とする。

●慢性副鼻腔炎 （まんせいふくびくうえん）   chronic paranasal sinus

副鼻腔粘膜の慢性の炎症。蓄膿症ともいう。

●慢性閉塞性肺疾患 （まんせいへいそくせいはいしっかん）   （COPD）

肺気腫，慢性気管支炎の総称。難治性の呼吸器疾患で，喫煙を原因とすることが多い。

治療

●気管切開 （きかんせっかい）   tracheotomy

気道の確保または長期間の人工呼吸管理の必要な患者に行われるのどの切開手術。

●気管内挿管 （きかんないそうかん）   tracheal intubation

鼻や口より気管内に管を入れ，空気の通り道を確保する方法。全身麻酔手術時や救急蘇生時などに行われる。

●吸引 （きゅういん）   aspiration

気管，気管支に貯留した分泌物（痰など）を器機を使って吸い取る手技。サクションともいう。

●吸入療法 （きゅうにゅうりょうほう）   inhalation therapy

気道の障害をおさえるために，吸入器を用いて薬を吸い込む治療法。

●胸腔ドレナージ （きょうくうどれなーじ）   drainage of thoracic cavity

胸腔内に溜まっている胸水や空気を胸壁から針を刺して抜く処置。

●在宅酸素療法 （ざいたくさんそりょうほう）   （HOT）

慢性呼吸不全患者に行われる自宅での酸素療法。

●サクション   suction

気管，気管支に貯留した分泌物（痰など）を器機を使って吸い取る手技。吸引ともいう。

●酸素療法 （さんそりょうほう）   oxygen therapy

血液中の酸素濃度が低下したときに行われる，酸素を吸入させる処置。

●人工呼吸 （じんこうこきゅう）   artificial respiration

呼吸が停止または換気が不十分なときに，機械もしくは徒手的に人工的に行われる呼吸補助。

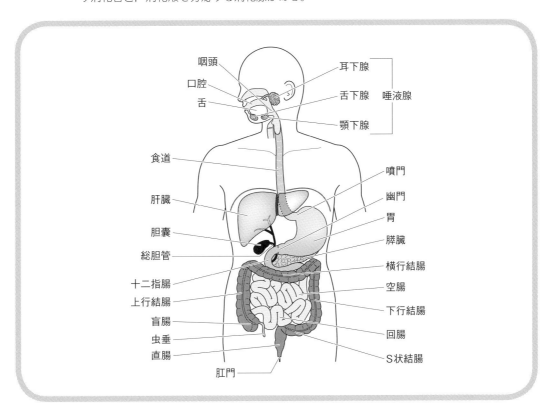

消化器科 ④

体外から栄養物を取り込む臓器。食物の消化・吸収・代謝・残渣物の排泄を行う。食物を通す消化管と, 消化液を分泌する消化腺がある。

咽頭
口腔
舌

耳下腺
舌下腺　唾液腺
顎下腺

食道
肝臓
胆嚢
総胆管
十二指腸
上行結腸
盲腸
虫垂
直腸
肛門

噴門
幽門
胃
膵臓
横行結腸
空腸
下行結腸
回腸
S状結腸

解剖

● **胃** （い）　　　　　　　　　　　　　　　　　　　　　　　　　　stomach

食道につながる消化管。消化液として胃液を分泌する。蠕動運動で食物を粥ほどの状態に砕く。

● **胃底腺** （いていせん）　　　　　　　　　　　　　　　　　　　　fundic gland

胃の大部分に分布し, 粘液, 塩酸, ペプシノーゲンを分泌している。

● **咽頭** （いんとう）　☞ 53 ページ参照　　　　　　　　　　pharynx

● **回腸** （かいちょう）　　　　　　　　　　　　　　　　　　　　　ileum

空腸に続く部分。小腸全体の 3/5 を占める。

● **顎下腺** （がくかせん）　　　　　　　　　　　　　　　　submaxillary gland

大唾液腺の1つ。下顎内にある。

● **肝臓** （かんぞう）　　　　　　　　　　　　　　　　　　　　　　liver

約1kgの腹腔内で一番大きな臓器。糖・脂質・蛋白質の代謝, 解毒, 胆汁生成などを行う。80%以上が障害されるまで症状が出ないため, サイレント臓器といわれる。

● 空腸 (くうちょう)   jejunum

十二指腸に続く部分。小腸全体の 2/5 を占める。遺体解剖のときに，この部分に食物がないことから空腸と名づけられた。

● 結腸 (けっちょう)   colon

大腸のこと。上行結腸，横行結腸，下行結腸，S 状結腸がある。

● 口蓋 (こうがい)   palate

口腔と鼻腔を隔てている壁。

● 口腔 (こうくう)   oral cavity

舌，歯，唾液腺のある空間。

● 肛門 (こうもん)   anus

消化管の出口。内括約筋，外括約筋により排便のコントロールを行う。

● 歯齦 (しぎん)   gingiva

歯肉のこと。

● 十二指腸 (じゅうにしちょう)   duodenum

胃に続く長さ約 20 cm ほどの小腸部分。十二指腸乳頭に膵管，胆管が接続し，胆嚢から胆汁が，膵臓から膵液が分泌される。

● 絨毛 (じゅうもう)   villus

小腸の内壁にある無数の突起。突起の表面にはさらに微細な微絨毛があり，小腸内部の表面積を広げている。

● 小腸 (しょうちょう)   small intestine

胃に続く消化管。十二指腸・空腸・回腸に分けられる。輪状ヒダ，腸絨毛があり内部の表面積を大きくしている。消化液により食物が最終段階まで消化され，栄養素の吸収が行われる。

● 食道 (しょくどう)   esophagus

長さ約 25 cm の口腔から胃へ食物を送る器官。3 カ所の狭い部分 (喉頭部，大動脈との交差部，横隔膜を通過する部分) があり，ここに病変が起こりやすい。

● 膵臓 (すいぞう)   pancreas

膵管によって十二指腸に続いている臓器。内分泌腺のほか，消化液を分泌する外分泌腺でもある。尾部にあるランゲルハンス島の α 細胞からはグルカゴンを，β 細胞からはインスリンを分泌し血糖値の調節を行っている。

● 膵胆管 (すいたんかん)   pancreaticobiliary duct

膵臓と胆嚢からの消化液を十二指腸に送る管。

● 舌 (ぜつ)   tongue

横紋筋でできている。味蕾 (みらい) があり味を感じるほか，口腔内の食物を咀嚼しやすい位置に移動させる。

● 総胆管 (そうたんかん)   common bile duct

胆嚢から十二指腸に至るまでの管。途中で膵管と合流する。十二指腸への開口部にはオッディ括約筋があり，胆汁の流出を調節している。

● 大腸 (だいちょう)   large intestine

小腸に続く消化管。盲腸，上行結腸，横行結腸，下行結腸，S 状結腸，直腸の総称。輪状ヒダ，腸絨毛はなく，外側に結腸ヒモがある。消化吸収の完了した残渣より水分を吸収し，便を固形化する。

● 唾液腺 （だえきせん）　　　　　　　　　　　　　　　　　　　　　salivary gland

口腔内に唾液を分泌する消化腺。耳下腺，顎下腺，舌下腺を大唾液腺とよび，耳下腺が最も大きい。ほかにも口腔内全体に小唾液腺が分布している。

● 胆嚢 （たんのう）　　　　　　　　　　　　　　　　　　　　　　　　gall bladder

肝臓から分泌された胆汁を濃縮し蓄え，十二指腸に食物がきたときに胆汁を排出する袋状の臓器。

● 虫垂 （ちゅうすい）　　　　　　　　　　　　　　　　　　　　　　　　appendix

盲腸から飛び出している 7 cm ほどの細い器官。

● 直腸 （ちょくちょう）　　　　　　　　　　　　　　　　　　　　　　　rectum

S 状結腸と肛門をつなぐ管。排便のコントロールを行っている。

● 歯 （は）　　　　　　　　　　　　　　　　　　　　　　　　　　　　tooth

食物を咀嚼する。永久歯は 32 本，乳歯は 20 本。

● 噴門 （ふんもん）　　　　　　　　　　　　　　　　　　　　　　　　cardia

胃の入口の部分。この部位にある噴門腺より粘液を分泌している。

● 盲腸 （もうちょう）　　　　　　　　　　　　　　　　　　　　　　　　cecum

回腸の結合部より下に下がった大腸の一部。ここに虫垂がついている。

● 幽門 （ゆうもん）　　　　　　　　　　　　　　　　　　　　　　　　pylorus

胃の出口の部分。括約筋 （かつやくきん） があり食物が胃内で粥状になったところで括約筋が緩み，食物が小腸に移動する。この部位にある幽門腺からは粘液を分泌している。またホルモンのガストリンを分泌する。

生理

● 胃液 （いえき）　　　　　　　　　　　　　　　　　　　　　　　　　gastric juice

胃から分泌される消化液。ムチンを含む粘液は胃壁を保護し，塩酸は殺菌作用とともにペプシノゲンをペプシンに変化させ蛋白質を消化する。

● 嚥下 （えんげ）　　　　　　　　　　　　　　　　　　　　　　　　　swallowing

物を飲み込むこと。

● ガストリン　　　　　　　　　　　　　　　　　　　　　　　　　　　gastrin

胃酸分泌をうながすホルモン。

● 吸収 （きゅうしゅう）　　　　　　　　　　　　　　　　　　　　　　　absorption

消化酵素により分解された食物を，小腸の毛細血管とリンパ管内に取り込むこと。

● 解毒 （げどく）　　　　　　　　　　　　　　　　　　　　　　　　　detoxication

肝臓機能の 1 つ。体内に入った薬物やアルコールを分解して無毒化したり，蛋白質代謝でつくられたアンモニアを尿素に変化させる。

● 消化 （しょうか）　　　　　　　　　　　　　　　　　　　　　　　　digestion

食物を吸収しやすい形に分解すること。

● 消化液 （しょうかえき）　　　　　　　　　　　　　　　　　　　　　digestive juice

食物を吸収しやすい形まで分解する消化酵素を含んだ液。

● 膵液 （すいえき）　　　　　　　　　　　　　　　　　　　　　　　　pancreatic juice

膵臓から分泌される消化液。糖質を消化するアミラーゼ，脂質を消化するリパーゼ，蛋白質を消化するトリプシンやキモトリプシンを含む。

● 蠕動運動 （ぜんどううんどう）   peristalsis

口から肛門に向かって順に消化管が収縮する動き。食物を口から肛門に向かって送る。

● 咀嚼 （そしゃく）   mastication

歯によって食物をかみ砕き，唾液と混ぜて飲み込みやすい状態にすること。

● 唾液 （だえき）   saliva

唾液腺より分泌される消化液。プチアリン（唾液アミラーゼ）を含み澱粉（でんぷん）の消化を
行うほか，口腔粘膜の保護，口腔の動きを円滑にするなどの働きがある。

● 胆汁 （たんじゅう）   bile

肝臓から分泌され，リパーゼが脂肪を消化しやすいよう助ける働きがある。胆嚢で濃縮される。

● 腸液 （ちょうえき）   intestinal fluids

小腸の粘膜より分泌される消化液。蛋白質，脂質，糖質を吸収できる最終段階にまで消化する消
化酵素を含む。

● 排便 （はいべん）   defecation

直腸内に溜まった便が，肛門括約筋が緩むことにより体外に排泄されること。

症 状

● 栄養不良 （えいようふりょう）   malnutrition

必要なだけの栄養が摂取または吸収できない状態。

● 嚥下困難 （えんげこんなん）   dysphagia

食物，水が口腔，咽頭，食道を経て胃に入るまでの一連の運動がスムーズに行われなくなった状
態。食道の異常，神経障害などで起こる。

● 黄疸 （おうだん）   jaundice

血液中のビリルビンが増加することにより，皮膚や粘膜，目の結膜が黄色に染まった状態。肝臓，
胆嚢，胆管の疾患で起こる。

● 筋性防御 （きんせいぼうぎょ）   muscle defence

腹腔内臓器に炎症がある場合，腹部を触れると反射的に腹筋が緊張し硬く触れること。腹腔内の
急性炎症の診断材料となる。

● 下血 （げけつ）   melena

消化管からの出血が肛門より排出されること。食道，胃，十二指腸出血は胃液内の塩酸の作用で
黒色になり，それ以後の出血では血液そのままの色を示すことが多い。

● 下痢 （げり）   diarrhea

腸の蠕動運動が亢進し，内容物の消化吸収が十分行われないまま排泄されてしまうこと。

● 鼓腸 （こちょう）   meteorism

腸管内で異常に発酵が起こり，ガスが溜まった状態。

● しぶり腹 （しぶりばら）   tenesmus

重症の下痢のあと，便が出なくなっても便意が起こり，直腸，肛門部に痛みが起こる状態。裏急
後重ともいう。

● 穿孔 （せんこう）   perforation

消化管に穴が開いた状態。内容物が腹腔内に流出し腹膜炎を起こす。

● 漕囃 (そうそう) — heart burn

胸焼けのこと。

● タール便 (たーるべん) — tarry stool

上部消化器から出血をしているときに排泄される便。独特の臭気を伴う黒色のタール色の便。

● 吐血 (とけつ) — hematemesis

食道，胃，十二指腸の出血を口から吐くこと。胃液が混ざり血液が黒褐色になる。

● 腹水 (ふくすい) — ascites

腹腔内に貯留している液体。健康な人でも 30〜40 mL 貯留しているが，病的に増加した場合を腹水という。悪性腫瘍，肝硬変，ネフローゼ症候群などで出現する。

● 腹痛 (ふくつう) — abdominal pain

腹部に感じる痛みの総称。

● 腹部膨満感 (ふくぶぼうまんかん) — abdominal distention

腹腔内に腹水，腫瘍，ガスなどがあり，腹が膨れて苦しい状態。

● 便秘 (べんぴ) — constipation

腸内に長時間便が停滞し，苦痛を感じる状態。

● 裏急後重 (りきゅうこうじゅう) — tenesmus

重症の下痢のあと，便が出なくなっても便意が起こり，直腸，肛門部に痛みが起こる状態。しぶり腹ともいう。

検査

● ICG 試験 (あいしーじーしけん) — (ICG test)

肝臓の排泄機能を調べる検査。インドシアニングリーンという色素を静脈内に注入し，15 分後に血中にどれだけ残っているかを調べる。インドシアニングリーン試験ともいう。

● 胃カメラ (いかめら) — gastrofiberscope (GFS)

口より胃に内視鏡を入れ観察する検査。胃内部の細胞を採取する生検や，ポリープの切除，早期がんの治療にも使用される。胃内視鏡ともいう。

● 胃内視鏡 (いないしきょう) — gastrofiberscope (GFS)

口より胃に内視鏡を入れ観察する検査。胃内部の細胞を採取する生検や，ポリープの切除，早期がんの治療にも使用される。胃カメラともいう。

● インドシアニングリーン試験 (いんどしあにんぐりーんしけん) — (ICG test)

肝臓の排泄機能を調べる検査。インドシアニングリーンという色素を静脈内に注入し，15 分後に血中にどれだけ残っているかを調べる。ICG 試験ともいう。

● 経皮経肝胆管造影 (けいひけいかんたんかんぞうえい) — (PTC)

腹部から胆管に刺した管から造影剤を入れ，X 線撮影する検査。

● 消化管造影検査 (しょうかかんぞうえいけんさ) — gastrointestinal series

胃，腸の内壁の変化を調べるため，経口的に造影剤を摂取して X 線撮影を行う検査。食道，胃，十二指腸の病変を調べるための一般的な検査。造影剤にはバリウムが使用される。

● 大腸内視鏡 (だいちょうないしきょう) — colon fiberscopy (CF)

肛門より内視鏡を直腸，結腸まで入れて観察する検査。直腸内の細胞を採取する生検やポリープの切除にも使用される。

●点滴静注胆管造影 （てんてきじょうちゅうたんかんぞうえい） (DIC)

造影剤を点滴で静脈中に入れ，胆管に排泄された造影剤を X 線撮影する検査。

●内視鏡的逆行性膵胆管造影 （ないしきょうてきぎゃっこうせいすいたんかんぞうえい） (ERCP)

内視鏡を使い十二指腸のファーター乳頭より胆管や膵管に造影剤を流し込み，X 線撮影を行う検査。造影剤にはヨード系のものを使用する。

●バリウム注腸 （ばりうむちゅうちょう） barium enema （BE）

大腸内壁の観察のため，肛門より造影剤のバリウムを入れて X 線撮影する方法。

●BSP 試験 （びーえすぴーしけん） bromsulphalein test

ブロムスルファレインを静脈内に注入し，肝臓から胆汁内へ排泄される様子を見る検査。

●腹腔鏡検査 （ふくくうきょうけんさ） laparoscopy

腹部に開けた穴から腹腔内に内視鏡を入れ，腹腔内の臓器を直接観察する検査。最近は腹腔鏡を使用した手術も多く行われている。

●便ヘモグロビン検査 （べんへもぐろびんけんさ） fecal hemoglobin test

消化管からの微量の出血を見つけるための検査。消化管の潰瘍，大腸がんのスクリーニングテストとして集団検診などで行われている。2012 年度に便潜血検査 fecal occult blood test より移行。

疾 患

●胃炎 （いえん） gastritis

胃の炎症。食欲不振，悪心，嘔吐，腹痛を起こす。暴飲暴食，薬剤の刺激，ストレス，ヘリコバクター・ピロリ感染などが原因となる。

●胃潰瘍 （いかいよう） gastric ulcer

胃内壁にできた潰瘍。胃切痕部にできやすい。ヘリコバクター・ピロリ感染との関係があり，ストレス，喫煙，胃液分泌の亢進，栄養低下などで誘発される。

●胃ポリープ （いぽりーぷ） gastric polyp

胃の粘膜の一部が盛り上がった状態。多くは良性で胃内視鏡により切除される。

●齲歯 （うし） dental caries

口腔内のミュータンス菌により食物残渣から酸を発生させ，歯のカルシウムが溶け出すことにより起こる。虫歯ともいう。

●炎症性腸疾患 （えんしょうせいちょうしっかん） inflammatory bowel disease （IBD）

潰瘍性大腸炎，クローン病の総称。

●潰瘍性大腸炎 （かいようせいだいちょうえん） ulcerative colitis （UC）

原因不明の大腸内壁に潰瘍を伴う炎症が起こる疾患。粘血便を伴う腹痛があり，寛解と再発を繰り返す。

●肝炎 （かんえん） hepatitis

毒物や薬剤，アルコール，ウイルス感染などの原因により肝細胞が障害され起こる疾患。悪心，全身倦怠感，発熱など風邪によく似た症状で始まり，黄疸を起こす。

●肝硬変 （かんこうへん） hepatic cirrhosis

肝疾患により肝細胞が壊死，再生を繰り返すうちに肝臓全体が硬くなり，機能が低下した状態。全身倦怠感，易疲労感，黄疸，腹水などが起こる。また，静脈瘤ができる。

● **急性腹症** （きゅうせいふくしょう） acute abdomen

腹痛があり早急に治療・手術をしないと死亡する可能性のある疾患群。胃・十二指腸潰瘍の穿孔, イレウス, 子宮外妊娠の破裂, 急性膵炎など。

● **クローン病** （くろーんびょう） Crohn disease

原因不明の炎症性疾患。回腸末端に起こることが多いが, 消化管のどの部位にでも発症する。炎症により潰瘍ができるため瘢痕化して消化管狭窄を起こす。

● **憩室** （けいしつ） diverticulum

消化管の内壁にできるくぼみ。大腸にできるものが多い。

● **劇症肝炎** （げきしょうかんえん） fulminant hepatitis

短期間で急激に肝機能が低下し, 急性肝不全の状態になる急性肝炎のなかで最も重症な型。肝性脳症を起こし予後が悪いことが多い。肝臓移植の適応疾患。

● **口蓋裂** （こうがいれつ） cleft palate

口蓋に裂け目があり鼻腔と口腔がつながってしまう先天異常。出産400〜600人に1例程度発生し, 乳を上手に吸えない, 発音がおかしくなるなどの障害が出る。

● **口唇裂** （こうしんれつ） cleft lip

口唇の中央が切れて兎の口のように見える先天異常。出産400〜500人に1例程度発生し, 乳を上手に吸えないなどの障害が出る。

● **口内炎** （こうないえん） stomatitis

口腔内にできるびらんや潰瘍。

● **痔疾** （じしつ） hemorrhoids

肛門周辺の疾患。静脈瘤が原因の痔核（いぼ痔）, 裂傷ができる裂肛（きれ痔）などがある。

● **十二指腸潰瘍** （じゅうにしちょうかいよう） duodenal ulcer

十二指腸内壁にできた潰瘍。食後数時間後に心窩部痛が起こる。

● **食道静脈瘤** （しょくどうじょうみゃくりゅう） esophageal varices

肝硬変の症状の1つ。食道内部に静脈瘤ができた状態。破裂すると出血死することもある。

● **膵炎** （すいえん） pancreatitis

膵液が膵臓内に逆流し, 膵臓自体が自家消化される疾患。激烈な上腹部痛, ショックを起こし死亡する場合もある。

● **舌炎** （ぜつえん） glossitis

舌が赤く腫れ, 食べ物が沁みて痛む状態。ハンター舌炎, プランマー−ビンソン症候群など貧血に伴う舌炎もある。

● **唾石症** （だせきしょう） sialolithiasis

唾液腺内で唾液中のカルシウム分が固まり石のようになった唾石が唾液腺を詰めてしまい, 唾液の分泌ができずに唾液腺が腫れて痛む。

● **胆石症** （たんせきしょう） cholelithiasis

胆嚢, 胆管にできた結石により起こる疾患。中年の女性に多く, 石が動くときに疝痛発作を起こし, 胆管が詰まると黄疸が起こる。

● **虫垂炎** （ちゅうすいえん） appendicitis

虫垂の炎症。何らかの原因によって虫垂の閉塞が起こり, 血行不良, 浮腫を起こす。細菌感染すると炎症が悪化し, 治療が遅れると穿孔による腹膜炎を合併する。

● 腸閉塞（ちょうへいそく）   ileus

腸管が閉塞・狭窄を起こし，腸内容物が通過できず腸内に充満したり逆流する状態。腸重積，瘢痕化などが原因となる。時に激痛でショック状態となる。

● 腹膜炎（ふくまくえん）   peritonitis

腹腔内臓器の病変が腹膜まで及んで炎症を起こした状態。原疾患ががんの場合，がん性腹膜炎という。激烈な腹痛，腹部膨満，ショックを起こす。

● ヘルニア   hernia

ヘルニアとは臓器の一部が正常な部位から脱出した状態をいう。消化器系では腸が腹腔外に脱出した場合をいい，鼠径ヘルニア，臍ヘルニアが多い。腸がもとに戻らないと壊死の危険がある。

● 虫歯（むしば）   dental caries

口腔内のミュータンス菌により食物残渣から酸を発生させ，歯のカルシウムが溶け出すことにより起こる。齲歯ともいう。

治 療

● 胃瘻造設術（いろうぞうせつじゅつ）   gastrostomy

腹壁から胃へ経管栄養のための管を通す穴をつくるための手術。口からの栄養摂取ができず，鼻腔栄養も無理な場合に行われる。

● グリセリン浣腸（ぐりせりんかんちょう）   glycerin enema（GE）

便秘の治療方法。肛門よりグリセリンを注入し排便を促す。

● 経管栄養（けいかんえいよう）   tubal feeding

口から食物がとれない場合，鼻や，胃瘻より管を入れ，液体状の栄養物を胃内に注入し栄養補給を行うこと。

● 経静脈的高カロリー輸液（けいじょうみゃくてきこうかろりーゆえき）　☞ **29 ページ参照**　　（IVH）

● 経皮経肝胆管ドレナージ（けいひけいかんたんかんどれなーじ）   （PTCD）

腹部にあけた穴から胆管まで管を通し，十二指腸に流れなくなった胆汁を体外に排泄させる治療方法。

● 人工肛門（じんこうこうもん）   artificial anus

消化管の奇形または大腸がんなどの疾患により，肛門からの排泄が不可能になった場合，腹壁に腸管を引き出し，その部位を肛門とし排泄を行う。ストマともいう。

● ストマ   stoma

消化管の奇形または大腸がんなどの疾患により，肛門からの排泄が不可能になった場合，腹壁に腸管を引き出し，その部位を肛門とし排泄を行う。人工肛門ともいう。

● 内視鏡的硬化療法（ないしきょうてきこうかりょうほう）   （EIS）

胃・食道静脈瘤の治療法。内視鏡下で静脈瘤に硬化剤を注入し，静脈瘤破裂を防ぐ。

● 腹腔ドレナージ（ふくくうどれなーじ）   intraperitoneal drainage

腹部表面より腹腔内に挿入された管などによって，腹腔内にたまった血液や浸出液を排泄すること。

泌 尿 器 科

5

泌尿器は，尿をつくって体液の量と組織のバランスを保つとともに，体内でつくられた分解産物を尿として排出するまでの器官。

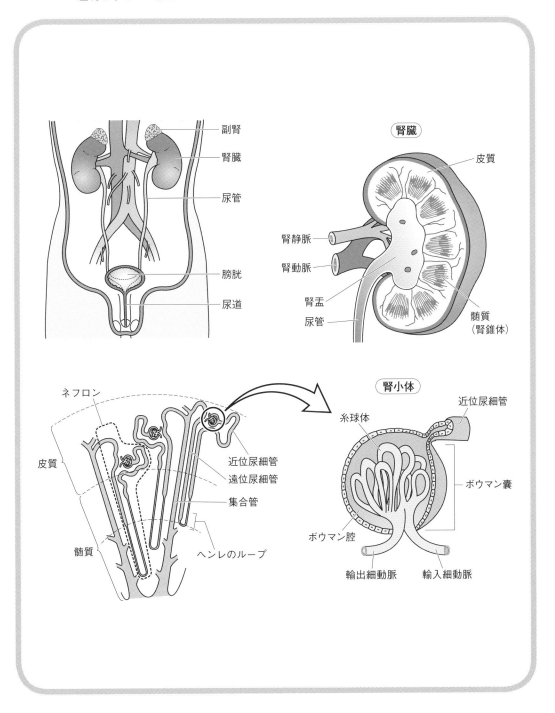

副腎

腎臓

尿管

膀胱

尿道

腎臓

皮質

腎静脈

腎動脈

腎盂

尿管

髄質
（腎錐体）

ネフロン

皮質

髄質

近位尿細管

遠位尿細管

集合管

ヘンレのループ

腎小体

糸球体

近位尿細管

ボウマン嚢

ボウマン腔

輸出細動脈

輸入細動脈

●陰茎 （いんけい）   penis

生殖行動に必須の器官で，性交時勃起して硬度が上がる。中央に尿道が通り排尿のための役割を
もつ。

●陰嚢 （いんのう）   scrotum

陰茎の後背部に位置し，精巣を格納している。

●睾丸 （こうがん）   testis

男性の生殖腺で精子を合成するほかホルモンを分泌している。女性の卵巣に相当する。精巣とも
いう。

●糸球体 （しきゅうたい）   glomerulus

動脈性の毛細血管が網目構造をしたもの。カップ状のボウマン嚢に囲まれて，原尿がつくられる。

●腎盂 （じんう）   renal pelvis

腎臓内で生成された尿が集まる部位。腎盤ともいう。

●腎小体 （じんしょうたい）   renal corpuscle

糸球体とボウマン嚢を合わせた構造。マルピーギ小体ともいう。

●腎静脈 （じんじょうみゃく）   renal vein

腎臓において濾過された血液を腹部静脈に戻す血管。

●腎髄質 （じんずいしつ）   medulla

皮質の内側を囲む組織。

●腎臓 （じんぞう）   kidney

血液中の老廃物を濾過し尿を製造する左右1対の臓器。

●腎動脈 （じんどうみゃく）   renal artery

腹部大動脈から腎臓へつながる動脈。この動脈はさらに糸球体へと連絡し，血液中の老廃物が濾
過される。

●腎盤 （じんばん）   renal pelvis

腎臓内で生成された尿が集まる部位。腎盂ともいう。

●腎皮質 （じんひしつ）   cortex

腎臓の最外層を取り巻く組織。

●精巣 （せいそう）   testis

男性の生殖腺で精子を合成するほかホルモンを分泌している。女性の卵巣に相当する。睾丸とも
いう。

●精嚢 （せいのう）   seminal vesicle

男性生殖器の特徴的臓器で，膀胱の後ろ下部に存在。貯蔵していた精嚢液を精液として前立腺液
とともに射精する。

●前立腺 （ぜんりつせん）   prostate gland

男性生殖器の特徴的臓器で，尿道を取り囲むように位置し，前立腺液の生成に関与。

●尿管 （にょうかん）   ureter

1つひとつのネフロンで生成された濃縮尿を，腎臓から膀胱へ輸送するための管。ここに石がで
きると尿管結石となる。

●尿細管 (にょうさいかん)　　　　　　　　　　　　　　　　　　　　　　　　tubule

腎小体で生成された原尿を送る管。ここで，水分の再吸収が行われ，原尿が99％濃縮されて実際の尿となる。

●尿道 (にょうどう)　　　　　　　　　　　　　　　　　　　　　　　　　　urethra

外尿道口に開口する管。ここから体外へ尿を排泄する。外尿道口は性差が大きい。

●ネフロン　　　　　　　　　　　　　　　　　　　　　　　　　　　　　　nephron

腎臓の構成単位。100万個以上の単位で集合し，1つの腎臓となる。

●ヘンレのループ　　　　　　　　　　　　　　　　　　　　　　　　loop of Henle

尿細管の湾曲部位のこと。

●膀胱 (ぼうこう)　　　　　　　　　　　　　　　　　　　　　　urinary bladder

腎臓でつくられた尿を一時貯留する臓器。梨状の形で，主に結合組織と平滑筋でできている。尿道へと開口している。

●ボウマン嚢 (ぼうまんのう)　　　　　　　　　　　　　　　　　Bowman capsule

糸球体を取り囲むように存在し，原尿を受け取る。

●マルピーギ小体 (まるぴーぎしょうたい)　　　　　　　Malpighian corpuscle

糸球体とボウマン嚢を合わせた構造。腎小体ともいう。

生理

●原尿 (げんにょう)　　　　　　　　　　　　　　　　　　　glomerular filtrate

糸球体で濾過された段階での尿。健常成人で平均1日150L程度生成されるが，尿細管において水分の99％が再吸収される。

●尿 (にょう)　　　　　　　　　　　　　　　　　　　　　　　　　　　　　urine

血液中の老廃物，余分な水分を含んだ液体。発汗や脱水で量が減り，水分の多量摂取で増加する。健常成人の安静時の平均排尿量は，1〜1.5L程度。

症状

●血尿 (けつにょう)　　　　　　　　　　　　　　　　　　　　　　　　hematuria

血液の混じった尿のこと。

●混濁尿 (こんだくにょう)　　　　　　　　　　　　　　　　　　　cloudy urine

細菌感染のために混濁した尿。血液成分・脂肪などによる混濁もある。

●残尿感 (ざんにょうかん)　　　　　　　　　sensation of incomplete emptying

排尿後も膀胱内に尿が残っている感覚が続くこと。前立腺肥大や膀胱炎などで起こりやすい。

●潜血尿 (せんけつにょう)　　　　　　　　　　　　　　　　　urine occult blood

肉眼では色の変化などが確認できない程度の少量の血液が混ざった尿。

●蛋白尿 (たんぱくにょう)　　　　　　　　　　　　　　　　　　　proteinuria

蛋白質の混じった尿。腎疾患のほか，疲労の蓄積，高ストレス環境下で発現することがある。

●糖尿 (とうにょう)　　　　　　　　　　　　　　　　　　　　　　glycosuria

ブドウ糖が混入した尿。糖尿病以外でも発現することがある。

●乳び尿 (にゅうびにょう)　　　　　　　　　　　　　　　　　　　　chyluria

リンパ液が混入して白濁した尿。多量の脂肪，蛋白質，白血球を含む。

● 排尿困難 （はいにょうこんなん） dysuria

排尿に困難を伴う状態。尿路の狭窄によって出にくかったり，疼痛を伴うことなどがある。

● 排尿痛 （はいにょうつう） pain of urination

排尿に伴って陰部に生じる疼痛のこと。膀胱炎，結石などで生じる。

検査

● クレアチニンクリアランス creatinine clearance

老廃物であるクレアチニンが1分間にどれだけ尿中に排泄されるかを見る検査。腎臓の血流量がわかる。

● 腎機能検査 （じんきのうけんさ） kidney functional test

腎臓の濾過機能等を含めた全般を調べる検査。

● 尿検査 （にょうけんさ） urinalysis

尿中に含まれる電解質や細胞などさまざまな成分を調べる検査。

● 尿潜血反応 （にょうせんけつはんのう） occult blood in urine

尿中に混入した赤血球を検出する検査。

● 尿蛋白 （にょうたんぱく） protein in urine

健常でも生理的蛋白尿が排泄されるが，病的には糸球体および尿細管の障害によって排泄される。

● 尿沈渣 （にょうちんさ） urinary sediment

尿中に含まれる腎および尿路からの細胞などを集めたもの。腎・尿路疾患の診断のための情報が得られる。

● 尿比重 （にょうひじゅう） urine specific gravity

尿の比重。尿中に含まれる成分の濃度によって決まる。

● PSP試験 （ぴーえすぴーしけん） phenolsulfonphthalein test

フェノールスルホンフタレインを静脈内に注入し，腎臓から尿中に排泄される様子を見る検査。フェノールスルホンフタレイン試験ともいう。

● フィッシュバーグ濃縮試験 （ふぃっしゅばーぐのうしゅくしけん） Fishberg concentration test

水分摂取を制限し，一定時間尿がどれだけ濃縮されるかを見る検査。抗利尿ホルモンの分泌状態を知るための検査でもある。

● フェノールスルホンフタレイン試験 （ふぇのーるするほんふたれいんしけん） phenolsulfonphthalein test

フェノールスルホンフタレインを静脈内に注入し，腎臓から尿中に排泄される様子を見る検査。PSP試験ともいう。

疾患

● 遺尿症 （いにょうしょう） enuresis

無意識に排尿してしまう状態のこと。普通は夜尿のことをいう。大半は不安や心因的な葛藤などによって起こる。

● 急性腎不全 （きゅうせいじんふぜん） acute renal failure （ARF）

何らかの原因で数時間から数日で急激に腎機能が低下した状態。

● 糸球体腎炎 (しきゅうたいじんえん)　　　　　　　　　　　　　glomerulonephritis（GN）

持続的に蛋白尿・血尿を排出する。急性のものは自然治癒するものが多いが，腎不全に移行するものもある。

● 腎盂腎炎 (じんうじんえん)　　　　　　　　　　　　　　　　　　　　pyelonephritis

尿路感染が上行性に腎盂にまで到達した状態で，発熱を伴った後背部の疼痛と細菌尿を認める。

● 腎炎 (じんえん)　　　　　　　　　　　　　　　　　　　　　　　　　　nephritis

糸球体や腎間質に発症する炎症性疾患の総称。基本的には慢性的な炎症の継続と蛋白尿などの腎機能障害症状を示す。

● 尿道炎 (にょうどうえん)　　　　　　　　　　　　　　　　　　　　　urethritis

尿道が細菌感染を起こした状態。性行為感染症(STD)による場合が多く，男性に高率に発病する。

● 尿毒症 (にょうどくしょう)　　　　　　　　　　　　　　　　　　　　　uremia

腎機能の低下により尿中に排泄される成分が体内にたまり，全身の臓器機能が低下している状態。末期の腎不全で起こる。

● 尿路結石 (にょうろけっせき)　　　　　　　　　　　　　　　　　　　urolithiasis

尿中の塩類が析出して石となった状態。

● ネフローゼ症候群 (ねふろーぜしょうこうぐん)　　　　　　　　　　nephrotic syndrome

高蛋白尿，低蛋白血症，脂質異常，浮腫を主な症状とする腎疾患の1つ。若年層の男児に多く発症する。

● 膀胱炎 (ぼうこうえん)　　　　　　　　　　　　　　　　　　　　　　　cystitis

主に細菌感染に伴う膀胱内の炎症。排尿痛，頻尿，尿混濁を認め，尿道が太く短い女性に多く発症する。一般的には急性が多いが，慢性化する場合もある。

● 慢性腎疾患 (まんせいじんしっかん)　　　　　　　chronic kidney disease（CKD）

尿蛋白が出ているなどの腎疾患の存在を示す所見，または中等度以上の腎機能低下（GFR<60）のいずれかが，3カ月以上持続する場合。

● 慢性腎不全 (まんせいじんふぜん)　　　　　　　chronic renal failure（CRF）

腎機能が慢性的に障害され，尿をつくれなくなった状態。尿毒症になるため，人工透析が必要となる。

● 夜尿症 (やにょうしょう)　　　　　　　　　　　　　　　　　　　　　enuresis

寝ている間の無意識の排尿。おねしょのこと。一般に小学校入学以後のおねしょを夜尿症という。

治療

● 人工透析 (じんこうとうせき)　　　　　　　　　　　　　　hemodialysis（HD）

腎不全などで腎臓機能が低下しているときの治療の1つ。透析器を使用し血液内から老廃物を排除する血液透析と，腹腔内に透析液を注入し腹膜を通して老廃物を排除する腹膜透析がある。単に透析ともよばれる。

● 体外衝撃波砕石術 (たいがいしょうげきはさいせきじゅつ)　　　　　　　　（ESWL）

衝撃波で結石を破壊し，尿中に排泄させる術式。

● 導尿 (どうにょう)　　　　　　　　　　　　　　　　　　urinary catheterization

尿道から膀胱内にカテーテルを入れ，尿を排泄させる方法。

持続的に導尿を行うため，尿道から膀胱に留置したカテーテルのこと。手術中や術後，意識状態の低下などで自力での排尿が不可能な場合に使用する。

血液は，栄養分，代謝物，老廃物の溶け込んだ液体成分の血漿に，骨髄でつくられた血球が
浮かんだ状態で血管内を流れている。全身に酸素や栄養素，老廃物を肝臓や腎臓に運搬する。

解 剖

● **幹細胞**（かんさいぼう） stem cell

組織・臓器をつくり出す源としての細胞をいう。骨髄幹細胞（造血幹細胞）はその代表。

● **血液**（けつえき） blood

赤血球，白血球，血小板が血漿に浮遊した状態の液体で，全身の血管内を流れる。

● **血球**（けっきゅう） blood cell

血液中の細胞。赤血球，白血球，血小板の3種がある。

● **血漿**（けっしょう） plasma

血液より血球成分を除いた液体成分。採血したあとに抗凝固剤を加え遠心分離すると得られる上
澄み液。血清とは違い，血液凝固成分を含む。

● **血小板**（けっしょうばん） platelet, thrombocyte（PLT）

血球の1つ。骨髄内の巨核球の細胞質が細かくちぎれるようにしてできる。血管に傷があると凝
集し，止血を行う。

● **血清**（けっせい） serum

血液より血球とフィブリノゲンを取り除いたもの。採血した血液をそのまま放置したときの，薄
黄色い透明な上澄み液。

● **好塩基球**（こうえんききゅう） basophil

細胞質内にメチレン青により青く染まる顆粒をもつ白血球の一種。アレルギーに関与する。

● **好酸球**（こうさんきゅう） eosinophil

細胞質内にエオジンで染まる赤い顆粒をもつ白血球の一種。寄生虫感染，アレルギーで増加する。

● **好中球**（こうちゅうきゅう） neutrophil

異物が体内に侵入するとその場に集まり，異物を貪食し生体防御を行う白血球の一種。

● **骨髄**（こつずい） bone marrow

骨の中心部にある髄腔と海綿質内にある組織。黄色骨髄と赤色骨髄があり，赤色骨髄には造血機
能がある。

● **骨髄液**（こつずいえき） bone marrow aspirate

赤色骨髄内にある液体。すべての血液細胞になる幹細胞のほか生育途中の血球細胞がある。造血
機能を検査する場合に採取使用するほか，骨髄移植に使用される。

● **骨髄幹細胞** bone marrow stem cell

赤色骨髄内にあるすべての血球のもとになる細胞。造血幹細胞ともいう。

● **赤血球**（せっけっきゅう） red blood cell, erythrocyte（RBC）

血球の1つ。核をもたない細胞質だけの真ん中がへこんだ平たい円形をしている。内部にヘモグ
ロビンを含み，全身に酸素を運ぶ。寿命は約120日。

● 造血幹細胞 （ぞうけつかんさいぼう）　　　　　　　　　　　hematopoietic stem cell

赤色骨髄内にあるすべての血球のもとになる細胞。骨髄幹細胞ともいう。

● 単球 （たんきゅう）　　　　　　　　　　　　　　　　　　　　　monocyte

血管内では単球とよばれるが，血管外の組織に出たものはマクロファージとよばれる白血球の一種。異物を貪食し，その特徴をヘルパー T リンパ球に伝える。

● 白血球 （はっけっきゅう）　　　　　　　white blood cell, leukocyte （WBC）

血球の1つ。リンパ球，好中球，好酸球，好塩基球，単球があり，それぞれが協力し合って，体内に入り込んだ異物から身体を守る生体防御を行っている。

● 脾臓 （ひぞう）　　　　　　　　　　　　　　　　　　　　　　　spleen

腹腔内，胃の後方にある臓器。血液を蓄え循環血液量を調節するほか，老化した赤血球の処理を行う。

● 網状赤血球 （もうじょうせっけっきゅう）　　　　　　　　　　　reticulocyte

骨髄から血管に出てきたばかりの若い赤血球。特殊な染色により網状の内部構造がみられる。造血が盛んな場合に増加する。

● リンパ球 （りんぱきゅう）　　　　　　　　　　　　　　　　　lymphocyte

白血球の一種。異物や傷ついた細胞を攻撃する細胞性免疫を担う胸腺由来の T リンパ球と，形質細胞に変化して抗体を産生する体液性免疫を担う B リンパ球がある。

生 理

● 血液凝固因子 （けつえきぎょうこいんし）　　　　　　　　　coagulation factor

血漿内に含まれる成分。赤血球を絡めた塊になり，止血を行う。

● 血餅 （けっぺい）　　　　　　　　　　　　　　　　　　　　　blood clot

フィブリンが血球を絡めて固まったもの。この残りの液体成分が血清。

● 生体防御 （せいたいぼうぎょ）　　　　　　　　　　　　　　　biophylaxis

白血球の働き。体外より侵入した病原性微生物を死滅させ身体を守る作用。

● 造血 （ぞうけつ）　　　　　　　　　　　　　　　　　　　　　hemopoiesis

骨髄内で血球がつくられること。

● フィブリノゲン　　　　　　　　　　　　　　　　　　　　　　fibrinogen

血液凝固因子の第 I 因子。他の血液凝固因子の働きによりフィブリンに変化し止血を行う。

● フィブリン　　　　　　　　　　　　　　　　　　　　　　　　fibrin

フィブリノゲンが変化したもの。網目状の構造により血球を抱え込んだ塊をつくって血管の傷をふさぎ止血する。

● 溶血 （ようけつ）　　　　　　　　　　　　　　　　　　　　　hemolysis

赤血球の膜構造が壊れ，内部のヘモグロビンが膜外に流出すること。

症 状

● 眼瞼粘膜蒼白 （がんけんねんまくそうはく）　　　palpebral mucous membrane pallor

瞼の裏の粘膜が正常時より赤みが少なくなった状態。

● 急性転化 （きゅうせいてんか）　　　　　　　　　　　　　　　blast crisis

慢性骨髄性白血病の経過中に急性骨髄性白血病に変化すること。この病態の死亡率は高い。

● 血栓 （けっせん） ☞ 49 ページ参照 thrombus

● 出血性素因 （しゅっけつせいそいん） hemorrhagic diathesis

止血機能の異常により，血液凝固が起こらず出血が止まりにくくなった状態。血小板，血液凝固因子，毛細血管の異常によって起こる。

● 脾腫 （ひしゅ） splenomegaly

脾臓が大きくなった状態。慢性骨髄性白血病では 1 kg 以上にまで肥大することがある。

● 免疫不全 （めんえきふぜん） immunodeficiency

免疫機能が欠如した状態。感染症に罹患しやすくなり，それによって死亡する場合がある。

● リンパ節腫脹 （りんぱせつしゅちょう） lymphadenopathy

リンパ節が腫れた状態。感染，悪性腫瘍の転移，リンパ性白血病などでみられる。

検 査

● Rh 型血液型 （あーるえいちがたけつえきがた） （Rh）

アカゲザルの赤血球と共通した赤血球の凝集原を Rh 因子といい，この因子をもつものを Rh （＋）型，もたないものを Rh （－）型という。

● ABO 式血液型 （えーびーおーしきけつえきがた） （ABO）

赤血球の表面にある抗原の型。輸血をする場合赤血球型の一致が基本となる。A 抗原のある A 型，B 抗原のある B 型，どちらもない O 型，両方ある AB 型に分かれる。

● 血液凝固検査 （けつえきぎょうこけんさ） blood clotting test

血液学的検査の 1 つ。血漿を使用し，凝固因子の異常を調べる。

● 交差適合試験 （こうさてきごうしけん） cross matching

輸血の際に受血者血液と供血者血液を合わせ異常が起こらないことを確認する検査。

● 骨髄穿刺 （こつずいせんし） bone marrow puncture

胸骨や腰椎の骨髄に針を刺し，骨髄液の一部を吸引し，骨髄液中の細胞を調べる検査。白血病，再生不良性貧血，多発性骨髄腫の診断に利用。

● 白血病裂孔 （はっけつびょうれっこう） hiatus leukemicus

末梢血液中で幼若な芽球と成熟白血球が多くみられ，途中の成熟段階の白血球がみられない状態。急性白血病のときの状態。

● ヒト白血球抗原 （ひとはっけっきゅうこうげん） （HLA）

白血球表面にある抗原。全身の細胞抗原と同じため，臓器移植や骨髄移植などで適合性を決定するために検査される。

● フィラデルフィア染色体 （ふぃらでるふぃあせんしょくたい） Philadelphia chromosome （Ph[1]）

慢性骨髄性白血病のときに現れる染色体異常。

● 末梢血液一般検査 （まっしょうけつえきいっぱんけんさ） （CBC）

血液学的検査の 1 つ。血球数，ヘモグロビン量，ヘマトクリット値の検査。

疾 患

● 移植片対宿主病 （いしょくへんたいしゅくしゅびょう） （GVHD）

輸血や骨髄移植で体内に入った提供者（ドナー）のリンパ球が，患者（レシピエント）の細胞を攻撃することにより全身にさまざまな障害が起こる。

4
診療科別用語

6
血液科

●巨赤芽球性貧血 （きょせきがきゅうせいひんけつ）　megaloblastic anemia

ビタミン B₁₂, 葉酸の吸収不全により, 血色素量の多い大きな赤血球が小数つくられる状態。貧血,舌炎, 知覚障害を起こす。胃切除後などに起こる。

●血液型不適合 （けつえきがたふてきごう）　blood type incompatibility

ABO 式血液型の不一致と Rh 式血液型の不一致があり, 輸血時の血液型不適合と, 母体と胎児間の血液型不適合がある。

●血友病 （けつゆうびょう）　hemophilia

生まれつき血液凝固因子の一部が生成できず, 血液凝固が行われない。けがの出血が止まりにくいほかに, 内出血による障害が起こる。

●再生不良性貧血 （さいせいふりょうせいひんけつ）　aplastic anemia

骨髄機能が抑制され, 全血球成分の生成が行われず赤血球以外の血球もすべて減少してしまう状態。貧血のほか, 免疫力の低下, 出血傾向などの症状が出る。

●紫斑病 （しはんびょう）　purpura

特に外力がかかっていないにもかかわらず, 皮膚に内出血斑が出現する。血小板数減少のほか,血小板機能低下による。

●成人 T 細胞白血病 （せいじんてぃーさいぼうはっけつびょう）　（ATL）

ヒト T 細胞白血病ウイルス I 型(HTLV-I)の感染により起こる白血病。母乳を介して母子感染,血液感染する。

●多血症 （たけつしょう）　polycythemia

赤血球数が正常値以上に増加した状態。血液の粘度が増し,血栓や出血などの血管障害を起こし,死亡することが多い。

●鉄欠乏性貧血 （てつけつぼうせいひんけつ）　iron-deficiency anemia

鉄の欠乏によりヘモグロビンの生成ができず, 色素の薄い小型の赤血球となる。鉄の欠乏は吸収不全, 鉄分の少ない食事, 少ない食事量などで起こる。

●特発性血小板減少性紫斑病 （とくはつせいけっしょうばんげんしょうせいしはんびょう）　（ITP）

原因不明の血小板減少により起こる紫斑病。

●播種性血管内凝固症候群 （はしゅせいけっかんないぎょうこしょうこうぐん）　（DIC）

血管内で血液凝固が起こり,その結果血液凝固因子が減少し凝固異常による内出血を起こす疾患。

●白血病 （はっけつびょう）　leukemia

骨髄造血機能の異常による血液の悪性疾患。通常未成熟白血球の異常な増加や, 造血細胞が自律的に増加してしまう特徴がある。症状と病態により, 急性骨髄性白血病（AML）, 慢性骨髄性白血病（CML）, 急性リンパ性白血病（ALL）, 慢性リンパ性白血病（CLL）に分類される。特殊な場合, T リンパ球に感染するウイルスが引き起こす, 成人 T 細胞白血病（ATL）などが知られている。血液腫瘍とも総称される。

●貧血 （ひんけつ）　anemia

赤血球数, ヘモグロビン, ヘマトクリット値 が正常値以下になった状態。鉄欠乏性貧血, 溶血性貧血, 再生不良性貧血, 巨赤芽球性貧血に分けられる。

●溶血性貧血 （ようけつせいひんけつ）　hemolytic anemia

赤血球に対する抗体によって, 血液中で赤血球が破壊され赤血球数が減少するために発症する貧血。

● 寛解導入 （かんかいどうにゅう）　　　　　　　　　　　　　　　　　　　　　　　induction therapy

白血病の初回治療において，寛解を目標として化学療法を行うこと。

● 骨髄移植 （こつずいいしょく）　　　　　　　　　　　　　　　　　　　　　　　　　　　（BMT）

再生不良性貧血や白血病など骨髄機能に異常が起こり，薬物治療などで回復が望めない場合，骨髄や末梢血，臍帯血に存在する正常な造血幹細胞を移植することにより骨髄機能を回復させる治療。造血幹細胞のうち，特に骨髄に含まれるものの移植をいう。

● 自己血輸血 （じこけつゆけつ）　　　　　　　　　　　　　　　　　　　　　　　　autotransfusion

事前に貯めておいた自分の血液を使用する輸血方法。輸血の中で最も副作用が少ない。

● 成分輸血 （せいぶんゆけつ）　　　　　　　　　　　　　　　　　transfusion with blood components

血液中の必要な成分だけを使用する輸血方法。現在最もよく使用されている。

● 全血輸血 （ぜんけつゆけつ）　　　　　　　　　　　　　　　　　　transfusion with whole blood

血液成分すべてを使用する輸血方法。現在ではあまり行われていない。

● 造血幹細胞移植 （ぞうけつかんさいぼういしょく）　　　　　　　　　　　　　　　　　　（BMT）

再生不良性貧血や白血病など骨髄機能に異常が起こり，薬物治療などで回復が望めない場合，骨髄や末梢血，臍帯血に存在する正常な造血幹細胞を移植することにより骨髄機能を回復させる治療。

代謝・内分泌科 ⑦

内分泌系は，ホルモンを分泌し全身の恒常性を調整する臓器。ホルモンは直接血管内に分泌され，目的の臓器にたどり着いたときだけ機能を発揮する。

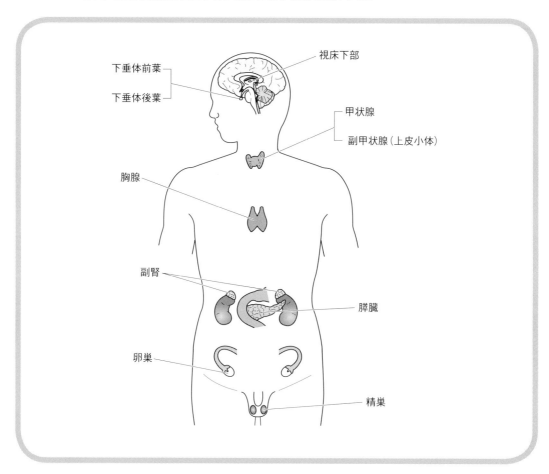

下垂体前葉
下垂体後葉
視床下部
甲状腺
副甲状腺（上皮小体）
胸腺
副腎
膵臓
卵巣
精巣

解 剖

● **下垂体**（かすいたい） pituitary gland

視床下部よりぶら下がるようについている丸い組織。前葉と後葉に分かれる。脳下垂体ともいう。

● **下垂体後葉**（かすいたいこうよう） posterior lobe

脳下垂体の最も後部にある組織。視床下部より分泌されたホルモンを貯蔵し放出する。

● **下垂体前葉**（かすいたいぜんよう） anterior lobe

脳下垂体の一部。視床下部からの刺激によりホルモン分泌を行う。

● **睾丸**（こうがん）68ページ参照 testis

● 甲状腺 （こうじょうせん） thyroid gland

頸部前方で喉頭を下から支えるように取り囲む組織。

● 視床下部 （ししょうかぶ） hypothalamus

全身の平滑筋と腺の働きを調節する大脳の一部。内分泌腺の支配をしている脳下垂体をさらに上位より支配している。

● 上皮小体 （じょうひしょうたい） parathyroid gland

甲状腺の背面にある米粒ほどの小さな組織。4個ある。副甲状腺ともいう。

● 膵臓 （すいぞう） ☞ 60 ページ参照 pancreas

● 精巣 （せいそう） ☞ 68 ページ参照 testis

● 脳下垂体 （のうかすいたい） pituitary gland

視床下部よりぶら下がるようについている丸い組織。前葉と後葉に分かれる。下垂体ともいう。

● 副甲状腺 （ふくこうじょうせん） parathyroid gland

甲状腺の背面にある米粒ほどの小さな組織。4個ある。上皮小体ともいう。

● 副腎 （ふくじん） adrenal gland

腎臓にかぶさるようにある臓器。外側の皮質と中心部の髄質とに分かれる。

● 卵巣 （らんそう） ovary

女性の生殖腺。ホルモン分泌のほか，卵子を形成している。

生理

● アドレナリン adrenaline

副腎髄質より分泌される交感神経と同じ作用をもつホルモン。心機能の促進，血糖上昇作用が強い。

● アルドステロン aldosterone

鉱質コルチコイドの主となるホルモン。

● アンドロゲン androgen

男性の二次性徴の発現を促進，精子形成の促進を行うホルモン。男性ホルモンともいう。

● インスリン insulin

膵臓のランゲルハンス島にある β 細胞より分泌されるホルモン。細胞へのブドウ糖（グルコース）の取り込みを促し，血糖値を低下させる。

● エストロゲン estrogen

卵巣より分泌され，女性の二次性徴の発現，卵胞の発育，子宮内膜の増殖作用を行うホルモン。卵胞ホルモンともいう。

● エリスロポエチン erythropoietin

腎臓から分泌され，骨髄の幹細胞に作用し，赤血球の生成を促すホルモン。腎不全などでこのホルモン分泌が低下すると，腎性貧血を起こす。

● 黄体化ホルモン （おうたいかほるもん） luteinizing hormone （LH）

下垂体前葉より分泌され，卵巣に働き，排卵の誘発，黄体形成を行わせるホルモン。黄体形成ホルモンともいう。

● **黄体形成ホルモン**（おうたいけいせいほるもん）　　　　　luteinizing hormone（LH）

下垂体前葉より分泌され，卵巣に働き，排卵の誘発，黄体形成を行わせるホルモン。黄体化ホルモンともいう。

● **黄体ホルモン**（おうたいほるもん）　　　　　　　　　　　　　progesterone

卵巣より分泌され，子宮内膜に作用し，受精卵の着床を容易にするホルモン。視床下部に作用し，排卵直後より体温を上げる。プロゲステロンともいう。

● **オキシトシン**　　　　　　　　　　　　　　　　　　　　　　oxytocin

下垂体後葉から分泌され，分娩時に子宮に作用し，子宮収縮を促すホルモン。

● **カルシトニン**　　　　　　　　　　　　　　　　　　　　　　calcitonin

甲状腺より分泌され，骨の分解を抑制し，血中のカルシウム濃度を下げ，尿中への排泄を促進するホルモン。

● **基礎代謝**（きそたいしゃ）　　　　　　　　　　　　basal metabolism（BM）

最低限の生命維持に必要なエネルギー量。

● **グルカゴン**　　　　　　　　　　　　　　　　　　　　　　　glucagon

膵臓のランゲルハンス島にある α 細胞より分泌される。グリコーゲン分解によりブドウ糖（グルコース）をつくり，血糖値を上昇させる。

● **鉱質コルチコイド**（こうしつこるちこいど）　　　　　　　　mineralocorticoid

副腎皮質より分泌され，主に腎臓の尿細管に作用し，ナトリウムの再吸収を促すホルモン。主となるホルモンにアルドステロンがある。

● **甲状腺刺激ホルモン**（こうじょうせんしげきほるもん）　thyroid stimulating hormone（TSH）

下垂体前葉より分泌され，甲状腺を刺激してホルモン分泌を亢進させる。

● **抗利尿ホルモン**（こうりにょうほるもん）　　　　antidiuretic hormone（ADH）

下垂体後葉より分泌され，腎臓の尿細管に作用し水分の再吸収を調節するホルモン。バソプレシンともいう。

● **コルチゾール**　　　　　　　　　　　　　　　　　　　　　　cortisol

糖質コルチコイドの主となるホルモン。

● **成長ホルモン**（せいちょうほるもん）　　　　　　　growth hormone（GH）

下垂体前葉より分泌され，骨端軟骨に作用し骨の長さを伸ばして身体の成長を促進するホルモン。

● **男性ホルモン**（だんせいほるもん）　　　　　　　　　　　　androgen

男性の二次性徴の発現を促進，精子形成の促進を行うホルモン。アンドロゲンともいう。

● **チロキシン（サイロキシン），トリヨードサイロニン**

（ちろきしん（さいろきしん：てぃーふぉー），とりよーどさいろにん：てぃーすりー）

thyroxin（T4），triiodothyronine（T3）

甲状腺より分泌されるヨウ素を含む甲状腺ホルモン。心身の働き，代謝を活発にする。

● **テストステロン**　　　　　　　　　　　　　　　　　　　　　testosterone

精巣から分泌される男性ホルモン。

● **糖質コルチコイド**（とうしつこるちこいど）　　　　　　　　glucocorticoid

副腎皮質より分泌され，組織での蛋白質の分解と，肝臓でのアミノ酸からブドウ糖（グルコース）をつくる作用，およびグリコーゲンの合成促進を行うホルモン。その他抗炎症作用，抗アレルギー作用がある。主となるホルモンにコルチゾールがある。

● ノルアドレナリン   noradrenaline

副腎髄質より分泌される交感神経と同じ作用をもつホルモン。血管収縮による血圧の上昇作用が強い。

● バソプレシン   vasopressin

下垂体後葉より分泌され，腎臓の尿細管に作用し水分の再吸収を調節するホルモン。抗利尿ホルモンともいう。

● パラソルモン   parathormone

副甲状腺より分泌され，骨の分解を促進し，血中カルシウムを増加させるホルモン。副甲状腺ホルモンともいう。

● 副甲状腺ホルモン（ふくこうじょうせんほるもん）   parathyroid hormone（PTH）

副甲状腺より分泌され，骨の分解を促進し，血中カルシウムを増加させるホルモン。パラソルモンともいう。

● 副腎男性ホルモン（ふくじんだんせいほるもん）   androgen

副腎皮質より分泌される男性ホルモン。女性でも副腎皮質より少量ではあるが男性ホルモンが分泌されている。

● 副腎皮質刺激ホルモン（ふくじんひしつしげきほるもん）   adrenocorticotropic hormone（ACTH）

下垂体前葉より分泌され，副腎皮質を刺激してホルモン分泌を亢進させる。

● プロゲステロン   progesterone

卵巣より分泌され，子宮内膜に作用し，受精卵の着床を容易にするホルモン。視床下部に作用し，排卵直後より体温を上げる。黄体ホルモンともいう。

● プロラクチン   prolactin（PRL）

下垂体前葉より分泌され，乳腺に働き，乳腺を発達させて乳汁分泌を促すホルモン。

● ホルモン   hormone

内分泌腺より血管中に分泌され，目的臓器にのみ作用を示す成分。

● 卵胞刺激ホルモン（らんぽうしげきほるもん）   follicle stimulating hormone（FSH）

下垂体前葉より分泌され，女性では卵巣に働き卵胞の発育を促す作用をするホルモン。男性では精巣に働き精子形成を促す。

● 卵胞ホルモン（らんぽうほるもん）   estrogen

卵巣より分泌され，女性の二次性徴の発現，卵胞の発育，子宮内膜の増殖作用を行うホルモン。エストロゲンともいう。

症 状

● 眼球突出（がんきゅうとっしゅつ）   proptosis

眼球が正常な位置より前方に突出した状態。バセドウ病の症状の1つ。

● 高血糖（こうけっとう）   hyperglycemia

血糖値が基準値よりも高い状態。

● 甲状腺クリーゼ（こうじょうせんくりーぜ）   thyroid crisis

甲状腺機能亢進症の症状が急激に増悪した状態。

● 中心性肥満（ちゅうしんせいひまん）   central obesity

四肢に比して体幹の肥満が強い状態。クッシング症候群の症状として有名。

● 低血糖 （ていけっとう） hypoglycemia

血糖値が 40〜50 mg/dL 以下の代謝異常の状態。

● テタニー tetany

強直，痙攣などの手足の付随的な筋収縮が持続的に現れる状態。副甲状腺機能低下症の症状。

● 満月様顔貌 （まんげつようがんぼう） moon face, Cushingoid facies

クッシング症候群およびステロイドの投与時にみられる特徴的な顔面の症状。両頬に脂肪沈着が
増加し，紅潮した円形顔貌となる。

検 査

● 基礎代謝率 （きそたいしゃりつ） (BMR)

生命維持に必要な最低限のエネルギー量を基礎代謝とよび，実際に測定した基礎代謝が，基準値
に対しどの程度差があるかを基礎代謝率という。

● 経口ブドウ糖負荷試験 （けいこうぶどうとうふかしけん） (OGTT)

一定量（75g）のブドウ糖（グルコース）を経口的に摂取し，その後一定時間ごとに尿糖と血糖
値の変化を調べる検査。糖尿病の検査の1つ。

疾 患

● アジソン病 （あじそんびょう） Addison's disease

副腎皮質が破壊されたために副腎皮質ホルモンが分泌しなくなった状態。

● 下垂体性小人症 （かすいたいせいしょうじんしょう） pituitary dwarfism

成長ホルモンの分泌不全で，骨の成長が低下し低身長になってしまった状態。侏儒症ともいう。

● クッシング症候群 （くっしんぐしょうこうぐん） Cushing syndrome

副腎皮質刺激ホルモンの増加により糖質コルチコイドの過剰分泌が起こった状態。中心性肥満，
満月様顔貌，野牛肩 buffalo hump，高血圧などの症状が現れる。

● 甲状腺機能亢進症 （こうじょうせんきのうこうしんしょう） hyperthyroidism

甲状腺からのホルモン分泌が病的に増加した状態。全身の代謝が亢進し，過食，体重減少，発汗
の亢進，動悸，イライラなどが起こる。

● 甲状腺機能低下症 （こうじょうせんきのうていかしょう） hypothyroidism

甲状腺からのホルモン分泌が病的に低下した状態。全身の代謝が低下し，脱力感，筋力低下，思
考力低下，下肢の浮腫などが起こる。

● 脂質異常症 （ししついじょうしょう） dyslipidemia

血液中の脂質の値が基準値以上になった状態。以前は高脂血症とよばれていた。

● 侏儒症 （しゅじゅしょう） pituitary dwarfism

成長ホルモンの分泌不全で，骨の成長が低下し低身長になってしまった状態。下垂体性小人症と
もいう。

● 先端巨大症 （せんたんきょだいしょう） acromegaly

成長ホルモンの分泌増加により，異常に身長が伸び手足などの身体の末端が巨大になってしまっ
た状態。末端肥大症ともいう。

● 痛風 （つうふう） gout

尿酸の合成亢進，または尿中への排泄低下により体内の尿酸が増加し起こる疾患。尿酸の結晶が沈着し，特に足の親指の付け根に疼痛が起こる。痛風発作を起こす。

● 糖尿病 （とうにょうびょう） diabetes mellitus （DM）

インスリンの不足または作用の低下によって発症する代謝疾患。インスリン分泌のない1型糖尿病と，インスリン分泌が不足したり，作用が弱くなって発症する2型糖尿病とがある。

● 尿崩症 （にょうほうしょう） diabetes insipidus （DI）

抗利尿ホルモンの分泌低下による疾患。尿細管での水の再吸収が低下するため，多尿になる。

● 粘液水腫 （ねんえきすいしゅ） myxedema

成人型甲状腺機能低下症。甲状腺機能低下による症状に加え，皮膚に浮腫状の腫脹が起こる。先天性に甲状腺機能低下を起こしている場合はクレチン病 cretinism という。

● 橋本病 （はしもとびょう） Hashimoto's disease, chronic thyroiditis

慢性甲状腺炎の別名。甲状腺を攻撃する抗体により，甲状腺破壊が起こり発病する。甲状腺機能低下症の症状のほか，甲状腺腫を起こす。

● バセドウ病 （ばせどうびょう） Basedow's disease

甲状腺機能亢進症の1つ。甲状腺を刺激しホルモン分泌を促す抗体により，機能亢進となる。甲状腺腫，頻脈，眼球突出をバセドウ病のメルセブルグの3主徴という。

● 末端肥大症 （まったんひだいしょう） acromegaly

成長ホルモンの分泌増加により，異常に身長が伸び手足などの身体の末端が巨大になってしまった状態。先端巨大症ともいう。

● メタボリックシンドローム metabolic syndrome

内臓脂肪の増加による肥満とともに，高血糖，高血圧，脂質異常のうち2つ以上の症状を併せもった状態。生活習慣病の糖尿病，高血圧症，脂質異常症を起こしやすくなる。

治療

● 自己注射 （じこちゅうしゃ） self-injection

治療のため長期，頻回に注射が必要な場合，患者が在宅で行う注射。糖尿病治療のためのインスリン注射のほか，ホルモン剤，血液凝固因子の注射などが行われている。

4 診療科別用語 7 代謝・内分泌科

アレルギー科・膠原病科 ❽

アレルギー・膠原病は免疫の異常によって起こる疾患であり，主に外界の物質を原因とするものがアレルギー，体内の免疫反応の異常で発生するものが膠原病である。

解 剖

● **胸腺** （きょうせん） | thymus

免疫機能の中心的存在。一部のリンパ球（T-リンパ球）の成熟にかかわる。

● **単球** （たんきゅう） ☞**74 ページ参照** | monocyte

● **肥満細胞** （ひまんさいぼう） | mast cells

マスト細胞ともいい，I 型アレルギーによる炎症を引き起こす物質（ヒスタミンなど）を貯蔵し，アレルギー反応によってこれら化学伝達物質を放出し，炎症の 4 大主徴を誘発する。

● **マクロファージ** | macrophage

免疫を担う白血球の一種。ウイルス・細菌・死んだ細胞などを積極的に貪食して処理する。

● **リンパ** | lymph

多くの機能をもち，免疫担当細胞をつくり出す部位でもある。

● **リンパ球** （りんぱきゅう） ☞**74 ページ参照** | lymphocyte

生 理

● **アレルゲン** | Allergen（ドイツ語），allergen

アレルギーの原因となる物質。

● **感作** （かんさ） | sensitization

体内に侵入してくる物質（スギ花粉など）を異物と認識し，この異物に対して攻撃の準備または準備が完了し待機している状態。この状態で再度異物が侵入するとさまざまな生体反応が出る。

● **γグロブリン** （がんまぐろぶりん） | ganmaglobulin

形質細胞より生成され，生体に侵入した異物を攻撃する特殊な蛋白質。抗体，免疫グロブリンともいう。

● **抗原** （こうげん） | antigen（Ag）

免疫機構を働かせるような生体にとっての異物，妨害物質のこと。

● **抗体** （こうたい） | antibody（Ab）

形質細胞より生成され，生体に侵入した異物を攻撃する特殊な蛋白質。γグロブリン，免疫グロブリンともいう。

● **後天性免疫** （こうてんせいめんえき） | acquired immunity

獲得免疫ともいい，特定の異物を認識して攻撃する。予防接種などによる免疫獲得はこの部類に属する。

● **細胞性免疫** （さいぼうせいめんえき） | cell mediated immunity

抗体が関係しない免疫で，主にリンパ球とマクロファージが中心的にかかわる。ツベルクリン反応はこの機序で起こる。Ⅳ型アレルギーともいう。

● 自然免疫 （しぜんめんえき）　natural immunity

先天的に有する免疫のこと。特定の菌や異物に反応するのではなく，生体に侵入してきた物質を異物と認識すれば攻撃する。先天性免疫，非特異的免疫ともいう。

● 終生免疫 （しゅうせいめんえき）　lifetime immunity

ある病原性微生物に感染して免疫を獲得すると，その病原性微生物に対する抗体が産生され，二度とその疾患にかからない状態となることをいう。

● 先天性免疫 （せんてんせいめんえき）　congenital immunity

先天的に有する免疫のこと。特定の菌や異物に反応するのではなく，生体に侵入してきた物質を異物と認識すれば攻撃する。自然免疫，非特異的免疫ともいう。

● 体液性免疫 （たいえきせいめんえき）　humoral immunity

抗体や補体を中心とした免疫。細胞がかかわらないものを体液性免疫と考えればよい。

● 非特異的免疫 （ひとくいてきめんえき）　non-acquired immunity

先天的に有する免疫のこと。特定の菌や異物に反応するのではなく，生体に侵入してきた物質を異物と認識すれば攻撃する。自然免疫，先天性免疫ともいう。

● 免疫 （めんえき）　immunity

外来の生物学的攻撃（微生物，がん細胞，毒素など）から自分自身（個体）を守る身体能力のこと。

● 免疫グロブリン （めんえきぐろぶりん）　immunoglobulin （Ig）

形質細胞より生成され，生体に侵入した異物を攻撃する特殊な蛋白質。γグロブリン，抗体ともいう。

● Ⅳ型アレルギー （よんがたあれるぎー）　type Ⅳ allergy

抗体が関係しない免疫で，主にリンパ球とマクロファージが中心的にかかわる。ツベルクリン反応はこの機序で起こる。細胞性免疫ともいう。

症状

● アナフィラキシー　anaphylaxis

同時に複数の臓器に急激かつより強くⅠ型アレルギー反応が現れる状態。

● アナフィラキシーショック　anaphylaxis shock

アナフィラキシーによりショック状態（呼吸困難，血圧低下，意識障害などで命を脅かす危険がある状態）に陥った状態。

● アレルギー反応 （あれるぎーはんのう）　allergic reaction

特定の異物（抗原：アレルゲン）が生体に侵入した際に，その異物を排除するための抗体との間で免疫反応（抗原抗体反応という）が過剰に起こり，生体にさまざまな症状（例：花粉症の場合のくしゃみ，水性鼻漏，鼻閉）を引き起こす状態のこと。

● 移植免疫 （いしょくめんえき）　transplantation immunity

臓器移植時，組織が適合していないときに発現する拒絶反応のこと。

● 拒絶反応 （きょぜつはんのう）　rejection

移植されたドナーの組織や臓器が，レシピエント側の組織に適合せずに，排除しようとする反応。

●**貼付試験**（ちょうふしけん）   patch test

　皮膚に薬剤などを貼付して，その部位に皮膚炎が生じるかを確かめる検査。アレルギー性皮膚炎
の原因究明や診断確定に用いられる。パッチテストともいう。

●**パッチテスト**   patch test

　皮膚に薬剤などを貼付して，その部位に皮膚炎が生じるかを確かめる検査。アレルギー性皮膚炎
の原因究明や診断確定に用いられる。貼付試験ともいう。

●**皮内反応**（ひないはんのう）   skin test

　薬剤などを皮内に注入し発赤などの発現を見る検査。アレルゲンを決定するために行われる。

●**プリックテスト**   prick test

　Ⅰ型アレルギーが関与している蕁麻疹や薬疹の原因物質を特定するための検査。

●**アトピー性皮膚炎**（あとぴーせいひふえん）   atopic dermatitis

　Ⅰ型アレルギー性疾患の1つで，皮膚炎症状を主体とする。大半は小児期に治癒するが，ときに
成人以降も継続する場合がある。

●**花粉症**（かふんしょう）   pollinosis

　一般的に植物の花粉（スギ，イネなど）がアレルゲンとなり，その花粉に対する抗体（IgE）と
のアレルギー反応で生じる各種症状。

●**関節リウマチ**（かんせつりうまち）   rheumatoid arthritis

　関節滑膜が障害される自己免疫疾患。手関節の炎症を主徴とする関節破壊性運動機能障害を起こす。

●**気管支喘息**（きかんしぜんそく）　☞57 ページ参照   bronchial asthma

●**シェーグレン症候群**（しぇーぐれんしょうこうぐん）   Sjögren's syndrome

　涙腺，唾液腺からの分泌が低下し，角膜や口腔内の乾燥が起こる疾患。

●**自己免疫疾患**（じこめんえきしっかん）   autoimmune disease

　自分の細胞の核に対する抗体（抗核抗体）ができてしまい，その結果全身性の炎症が引き起こさ
れる。

●**蕁麻疹**（じんましん）   urticaria

　発赤，発疹，紅斑を主徴とする急性皮膚疾患の1つ。アレルギーが原因と考えられてきたが，ア
レルギー以外のさまざまな原因で発症することがわかっている。

●**接触性皮膚炎**（せっしょくせいひふえん）   contact dermatitis

　Ⅳ型アレルギーとアレルギーに無関係な炎症に大別される。俗にいうかぶれであるが，ピアス後
の金属アレルギーなどが代表的である。

●**全身性エリテマトーデス**（ぜんしんせいえりてまとーです）   (SLE)

　自己免疫疾患の1つ。顔面に対称的に蝶形の紅斑を呈するのが特徴。

●**ループス腎炎**（るーぷすじんえん）   lupus nephritis

　全身性エリテマトーデスが原因で起こった腎炎のこと。

脳神経科（精神科含む）

神経には中枢神経，末梢神経があり，神経ごとにさまざまな仕事をしている。また精神疾患は脳内の物質異常で発症することが多い。

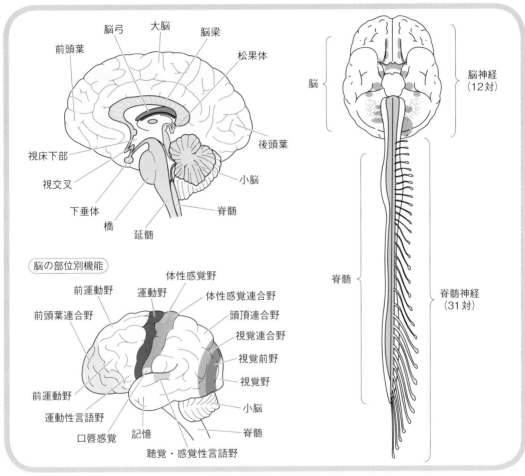

脳弓　大脳　脳梁
前頭葉　松果体
脳神経（12対）
視床下部　脳
視交叉　後頭葉
下垂体　小脳
橋　脊髄
延髄

脳の部位別機能
前運動野　体性感覚野　運動野　体性感覚連合野
前頭葉連合野　頭頂連合野
視覚連合野
視覚前野
視覚野
前運動野　小脳
運動性言語野　脊髄
口唇感覚　記憶
聴覚・感覚性言語野
脊髄　脊髄神経（31対）

解剖

● 延髄（えんずい）　　　　　　　　　　　　　　　　　　　　　medulla oblongata

呼吸，血管運動などの中枢がある，生命維持に不可欠な役割を有する部位。

● 間脳（かんのう）　　　　　　　　　　　　　　　　　　　　　diencephalon

視床，視床下部からなり，視床は快・不快感を意識する部位。視床下部は自律神経のコントロール，内分泌腺の脳下垂体のコントロールを行っている。

● 橋（きょう）　　　　　　　　　　　　　　　　　　　　　　　pons

中脳や延髄，小脳の近くに位置し，左右の小脳と連絡している。

● クモ膜 （くもまく）　　　　　　　　　　　　　　　　　　　　　　　　arachnoidea

脊髄膜の中央に位置する膜。クモ膜と軟膜の間をクモ膜下腔といい, 脳脊髄液で満たされている。クモ膜にあるクモ膜顆粒で脳脊髄液を血中に排泄している。

● 交感神経 （こうかんしんけい）　　　　　　　　　　　　　　　　sympathetic nerve

自律神経の1つ。末端からノルアドレナリンを分泌し, 全身の活動を興奮させる方向に調節する。

● 硬膜 （こうまく）　　　　　　　　　　　　　　　　　　　　　　　　　dura mater

脊髄膜の一番外側にある膜。

● シナプス　　　　　　　　　　　　　　　　　　　　　　　　　　　　　synapse

ニューロンとニューロンの接触する部分。化学伝達物質の放出によりニューロンに興奮を伝える。

● 小脳 （しょうのう）　　　　　　　　　　　　　　　　　　　　　　　cerebellum

大脳の後下部にある全身の運動を統合する部位。

● 自律神経 （じりつしんけい）　　　　　　　　　　　　　　　　　autonomic nerve

末梢神経系に属する。交感神経と副交感神経があり, 内臓の運動や腺の分泌など不随意的な機能の調節を行う。

● 神経 （しんけい）　　　　　　　　　　　　　　　　　　　　　　　　　nerve

体外, 体内の情報を集め, 必要な指令を出し全身を調節統合する機能をもつ。脳・脊髄の中枢神経と末梢神経, 自律神経に分類される。

● 脊髄 （せきずい）　　　　　　　　　　　　　　　　　　　　　　　spinal cord

脊柱管内を走る円柱状の器官。ここから左右に脊髄神経が出る。

● 脊髄神経 （せきずいしんけい）　　　　　　　　　　　　　　　　　spinal nerve

脊髄より両側へ分岐する。頸神経8対, 胸神経12対, 腰神経5対, 仙骨神経5対, 尾骨神経1対の31対。全身の皮膚や筋肉に分布し末端からの感覚を伝え, 脳からの運動の指令を伝える。

● 脊髄膜 （せきずいまく）　　　　　　　　　　　　　　　　　meninges spinalis

脳と脊髄を包む3重の膜の総称。硬膜, クモ膜, 軟膜がある。

● 大脳 （だいのう）　　　　　　　　　　　　　　　　　　　　　　　cerebrum

中枢神経のなかで最も大きく発達した部分。全身の感覚, 随意運動, 記憶や感情など精神活動を行う。

● 中枢神経 （ちゅうすうしんけい）　　　　　　　　central nervous system

脳と脊髄からなる。

● 中脳 （ちゅうのう）　　　　　　　　　　　　　　　　　　　　　　　midbrain

間脳の後ろ, 小脳と橋の上にある。視覚や聴覚に関係する。

● 軟膜 （なんまく）　　　　　　　　　　　　　　　　　　　　　　　pia mater

脊髄膜の一番内側の膜。脳と脊髄に密着している。

● ニューロン　　　　　　　　　　　　　　　　　　　　　　　　　　　　neuron

神経系の機能的基本単位。神経細胞と軸索, 樹状突起とを合わせたもの。

● 脳 （のう）　　　　　　　　　　　　　　　　　　　　　　　　　　　　brain

中枢神経系を形成する臓器。大きく大脳, 脳幹, 小脳に分けられる。

● 脳幹 （のうかん）　　　　　　　　　　　　　　　　　　　　　　brain stem

延髄, 橋, 中脳の総称。この部分が機能を失った状態を脳幹死という。

● 脳室 （のうしつ） ventricle

脳内に存在する空間。それぞれがつながっており内部は脳脊髄液で満たされている。

● 脳神経 （のうしんけい） cranial nerve

脳から直接出る末梢神経。嗅神経，視神経，動眼神経，滑車神経，三叉神経，外転神経，顔面神経，内耳神経，舌咽神経，迷走神経，副神経，舌下神経の12対からなる。

● 副交感神経 （ふくこうかんしんけい） parasympathetic nerve

自律神経の1つ。末端からアセチルコリンを分泌し，全身の活動を安静にさせるほうに調節する。

● 末梢神経 （まっしょうしんけい） peripheral nerve（PN）

脳，脊髄より末梢に対する神経支配を行う。脳神経，脊髄神経，自律神経がある。

● 脈絡叢 （みゃくらくそう） choroid plexus

脳室の内壁が薄くなった部分。ここで脳脊髄液が分泌されている。

生 理

● 神経伝達物質 （しんけいでんたつぶっしつ） neurotransmitter

シナプスより放出される物質。アセチルコリン，ノルアドレナリン，セロトニン，ドーパミンなどがある。

● 脳脊髄液 （のうせきずいえき） cerebrospinal fluid

脈絡膜より分泌され，脳室内，クモ膜下腔を満たす。

症 状

● 意識障害 （いしきしょうがい） disturbance of consciousness

意識が正常な状態とは，精神・感覚活動があり，外界および自己を正しく判断できる状態であり，それが損なわれた状態が意識障害といわれる。

● 覚醒 （かくせい） awakening

意識が清明で，正常な状態。

● 幻覚 （げんかく） hallucination

実在していないものをあると感じている状態。

● 幻聴 （げんちょう） auditory hallucination

ないはずの音が聞こえる聴覚領域の幻覚。

● 見当識障害 （けんとうしきしょうがい） disorientation

自分は誰か，どこにいるのか，今はいつなのかがわかることを見当識といい，これがわからなくなった状態。意識障害や認知症などのときにみられる。

● 健忘症 （けんぼうしょう） amnesia

一定の期間のことを思い出せない状態で，脳の障害で起こる。精神的な原因での健忘症もある。

● 項部硬直 （こうぶこうちょく） cervical rigidity

髄膜炎で認められる特徴的症状で，仰臥位の患者の頭部を持ち上げると抵抗があること。

● 自殺念慮 （じさつねんりょ） suicidal ideation

死にたいという気持ちや，死ぬことを考えることをいう。

● 神経炎 （しんけいえん） neuritis

末梢神経の炎症。感覚異常，運動障害，筋力低下などの症状が起こる。

● 譫妄 （せんもう）   delirium

軽い意識障害に幻覚や幻聴などが加わったもの。

● 認知症 （にんちしょう）   dementia

正常に発達した知能が，脳の障害により低下した状態。以前は痴呆とよんでいた。

● 徘徊 （はいかい）   wandering, poriomania

目的がはっきりしないまま歩き回ること。認知症の症状として起こることがある。

● 麻痺 （まひ）   paralysis

中枢神経，末梢神経のどこかに障害が起こり，運動や知覚が正常に機能しなくなった状態。

● 妄想 （もうそう）   delusion

事実とは異なることを事実と思い込むこと。精神疾患のほか，認知症の症状として起こる場合もある。

検 査

● 脳波 （のうは）   electroencephalogram （EEG）

頭皮上につけた電極より脳の活動電位の変化を記録したもの。癲癇や脳実質障害の検査として利用される。

● 腰椎穿刺 （ようついせんし）   lumbar puncture

治療診断のための脳脊髄液採取のほかに，造影剤，治療薬などを投入する際に脊髄腔に針を刺すこと。第3と第4腰椎間からクモ膜下腔に針を刺す。

疾 患

● アルツハイマー型認知症 （あるつはいまーがたにんちしょう）   （ATD, DAT）

記銘力（新しいものを覚える）の低下などの記憶障害から始まり，失認，失語などの症状が進行する。認知症のなかで最も多い型。脳の所見では老人斑や萎縮がみられる。

● 一過性脳虚血発作 （いっかせいのうきょけつほっさ）   （TIA）

一時的に脳への循環が低下し，半身のしびれ，麻痺，失語などが現れ，24時間以内にそれらの症状が消失する状態。その後脳梗塞へ移行する場合もある。

● 鬱病 （うつびょう）   depression

はっきりとした原因もなく気分が沈んだ状態が長く続くほか，食欲不振，活動の低下，不眠などの症状が続く。高齢者の場合は老人性鬱病と認知症の判断は難しい。

● ギランバレー症候群 （ぎらんばれーしょうこうぐん）   Guillain-Barré syndrome

運動神経が障害される急性多発性神経炎で，四肢筋力の低下を主訴とする。重症化すると呼吸不全を来すこともあるが，予後は良好である。感染や予防接種などが原因となることが多い。

● 筋萎縮性側索硬化症 （きんいしゅくせいそくさくこうかしょう）   （ALS）

全身の運動ニューロンが障害される疾患で特定疾患の1つ。全身の骨格筋の萎縮，筋力低下が進行性に起こる。

● クモ膜下出血 （くもまくかしゅっけつ）   subarachnoid hemorrhage （SAH）

脳動脈からの出血が，クモ膜下腔に流れ出したもの。そのほとんどが脳動脈瘤の破裂による。激しい頭痛，意識障害などで発症する。

● クロイツフェルト・ヤコブ病 （くろいつふぇると・やこぶびょう）　　　Creutzfeldt-Jakob disease （CJD）

異常プリオンによる特殊な認知症。狂牛病の肉を食べたり，同病者の硬膜移植を受けることで感染し発症すると考えられている。

● 心的外傷後ストレス障害 （しんてきがいしょうごすとれすしょうがい）　　　　　（PTSD）

事故や犯罪などの生命に脅威を感じるような事態を体験した後，時間がたってから恐怖や無力感，不眠，逃避などの精神症状を長期間にわたり起こす。

● 躁病 （そうびょう）　　　mania

誇大妄想などの思考障害や，行動性が増すことによる多弁多動，食欲や性欲の亢進などがみられる。

● 多発性硬化症 （たはつせいこうかしょう）　　　multiple sclerosis （MS）

中枢神経をつくる神経細胞の軸索突起にある髄鞘が崩壊することで起こる疾患。視力障害，運動麻痺，感覚麻痺などの症状が起こる。

● 注意欠陥〔欠如〕・多動性障害 （ちゅういけっかん〔けつじょ〕・たどうせいしょうがい）　　　（ADHD）

脳の発達障害の1つ。知能の発達は正常だが不注意，多動，衝動的な行動などの症状がみられる。

● 癲癇 （てんかん）　　　epilepsy

大脳のニューロンより過剰な興奮が起こり，意識障害や痙攣などが起こる状態。脳波検査で特異的な波がみられる。

● 頭蓋内出血 （とうがいないしゅっけつ，ずがいないしゅっけつ）　　　intracranial hemorrhage

頭蓋内で起こる出血性の疾患の総称。硬膜外血腫，硬膜下血腫，クモ膜下出血，脳内出血など。外傷や高血圧，脳動脈瘤，出血性素因などが原因となる。

● 統合失調症 （とうごうしっちょうしょう）　　　schizophrenia

青年期に多く発病する疾患。症状は幻覚や幻聴，思考滅裂，自殺念慮などで，原因は不明である。以前は精神分裂病とよばれていた。

● 脳炎 （のうえん）　　　encephalitis

中枢神経系の感染症。脳に細菌やウイルス感染する一次性脳炎と，脳以外の感染症後に起こる二次性脳炎がある。発熱，頭痛，項部硬直，意識障害などを起こし，重症例での予後はよくない。

● 脳血管障害 （のうけっかんしょうがい）　　　cerebrovascular disease （CVD）

脳血管の血流が途絶えたことによって起こる疾患群。脳梗塞，脳出血，クモ膜下出血，一過性脳虚血発作，高血圧性脳症などがある。脳卒中ともいう。

● 脳梗塞 （のうこうそく）　　　cerebral infarction

脳動脈が閉塞しその先に血液が流れなくなり，血流が止まった部分の脳が壊死してしまうこと。壊死した場所により片麻痺や言語障害などが起こる。

● 脳挫傷 （のうざしょう）　　　cerebral contusion

外からの力により脳が損傷した状態。神経細胞が破壊され，脳浮腫が起こり意識障害を起こす。重症例では片麻痺や癲癇などの後遺症を残し，死亡する例も多い。

● 脳死 （のうし）　　　brain death

脳全体の機能が停止した状態。もしくは脳幹部の機能が停止した状態。

● 脳出血 （のうしゅっけつ）　　　cerebral hemorrhage

頭蓋内の出血のこと。

●脳性小児麻痺 (のうせいしょうにまひ)　　　　　　　　　　　　　　cerebral palsy（CP）

妊娠中の母体の疾患や分娩時の異常，出生後の脳炎などが原因で，生涯にわたる運動機能障害が起こる疾患。

●脳卒中 (のうそっちゅう)　　　　　　　　　　　　cerebrovascular disease（CVD）

脳血管の血流が途絶えたことによって起こる疾患群。脳梗塞，脳出血，クモ膜下出血，一過性脳虚血発作，高血圧性脳症などがある。脳血管障害ともいう。

●脳動脈瘤 (のうどうみゃくりゅう)　　　　　　　　　　　　　　　　cerebral aneurysm

脳の動脈にできた瘤。先天的に動脈の一部に脆弱な部分があり高血圧が引き金となり形成されるといわれる。クモ膜下出血のほとんどは脳動脈瘤の破裂による。

●パーキンソン病 (ぱーきんそんびょう)　　　　　　　　　　　　　Parkinson's disease

中脳黒質線条体の変性により発症する。振戦，筋肉の固縮，無動，仮面様顔貌，前屈姿勢などがみられる。ドーパミンを投与することで症状が緩和される。

産 婦 人 科 ⑩

産婦人科は，子宮，卵巣などの女性生殖器の疾患と，妊娠，出産，新生児が対象になる。

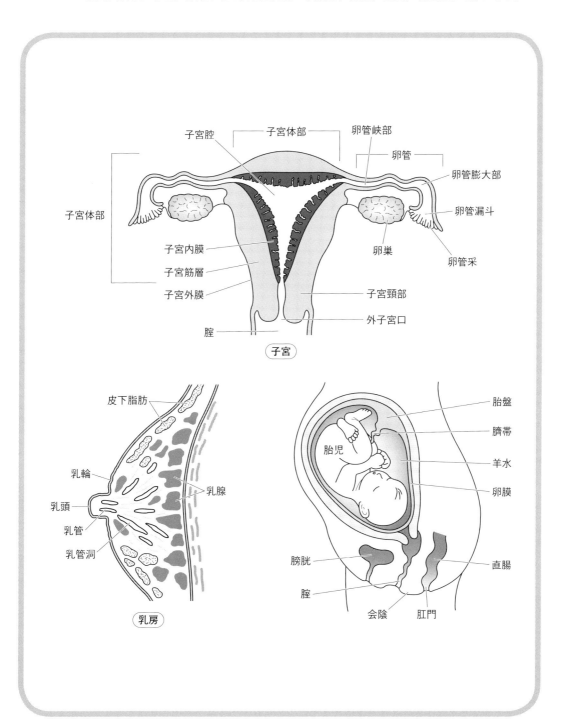

子宮腔　　子宮体部　　卵管峡部

卵管

卵管膨大部

卵管漏斗

子宮体部

子宮内膜

子宮筋層

子宮外膜

卵巣

卵管采

子宮頸部

外子宮口

腟

（子宮）

皮下脂肪

乳輪

乳腺

乳頭

乳管

乳管洞

（乳房）

胎盤

臍帯

胎児

羊水

卵膜

膀胱

直腸

腟

会陰　　肛門

● 会陰 （えいん）　　　　　　　　　　　　　　　　　　　　　　　　　　　　　　perineum

腟の開口部と肛門の間の部位。

● 黄体 （おうたい）　　　　　　　　　　　　　　　　　　　　　　　　　　　corpus luteum

排卵後卵巣内に残った卵胞部分。受精が起こらないと退化する。黄体ホルモンを分泌する。

● 臍帯 （さいたい）　　　　　　　　　　　　　　　　　　　　　　　　　　　umbilical cord

胎児と胎盤をつなぐ，太い血管の通る管。この管を通し，胎盤から栄養を胎児に送り，胎児から出た二酸化炭素と老廃物を胎盤に送っている。

● 子宮 （しきゅう）　　　　　　　　　　　　　　　　　　　　　　　　　　　　　　　uterus

骨盤内で直腸と膀胱にはさまれるようにある。卵管がついている子宮体部と，腟につながる子宮頸部がある。子宮体部内は子宮内膜でおおわれ，卵胞ホルモンと黄体ホルモンにより内膜の厚みを調節し，受精卵の着床を受け入れる準備を行う。

● 子宮頸部 （しきゅうけいぶ）　　　　　　　　　　　　　　　　　　　　　uterine cervix

子宮の下部の細くなった部分。

● 子宮体部 （しきゅうたいぶ）　　　　　　　　　　　　　　　　　　　　　uterine corpus

子宮の上部のふくらんだ部分。

● 胎芽 （たいが）　　　　　　　　　　　　　　　　　　　　　　　　　　　　　　　embryo

妊娠8週未満の子宮内にいる児のこと。

● 胎児 （たいじ）　　　　　　　　　　　　　　　　　　　　　　　　　　　　　　　　fetus

妊娠8週以後の子宮内にいる児のこと。

● 胎盤 （たいばん）　　　　　　　　　　　　　　　　　　　　　　　　　　　　　placenta

母体より酸素，栄養を受け取り，二酸化炭素，老廃物を母体へ排出する器官。臍帯により胎児とつながっている。

● 腟 （ちつ）　　　　　　　　　　　　　　　　　　　　　　　　　　　　　　　　　vagina

子宮に続く外部へ向かう器官。ここにはデーデルライン桿菌が存在し，この菌により腟部内は酸性に保たれほかの菌の侵入を阻止している。

● 乳腺 （にゅうせん）　　　　　　　　　　　　　　　　　　　　　　　　　mammary gland

乳房を形づくる分泌腺。出産後母乳を分泌する。

● 乳房 （にゅうぼう）　　　　　　　　　　　　　　　　　　　　　　　　　　　　　mamma

乳腺と脂肪でできた女性の胸のふくらみ。先端の乳頭から母乳が出る。

● 卵管 （らんかん）　　　　　　　　　　　　　　　　　　　　　　　　　　　　　oviduct

子宮に左右1本ずつついている管状の器官。卵巣より排卵された卵子を吸い取り子宮に運ぶ。卵管のふくれた部分（膨大部，ぼうだいぶ）で精子と出会い受精する。

● 卵子 （らんし）　　　　　　　　　　　　　　　　　　　　　　　　　　　　　　　ovum

直径0.2mmほどの女性生殖細胞。核内の染色体は常染色体22本と性染色体のX染色体1本で形成されている。

● 卵巣 （らんそう）　　☞ **79ページ参照**　　　　　　　　　　　　ovary

● 卵胞 （らんぼう）　　　　　　　　　　　　　　　　　　　　　　　　　　　　　follicle

卵巣内で卵子を取り囲んでいる部分。このなかで卵子が成熟する。卵胞ホルモンを分泌する。

● **基礎体温** (きそたいおん) (BBT)

卵巣から分泌されるホルモンによって調節される体温。成人女性の場合，排卵後黄体ホルモンの作用により体温が高くなり，月経が始まるとともに体温が低くなる。

● **挙児** (きょじ) childbearing

妊娠し出産すること。妊娠・出産を希望することを挙児希望 desire to bear children という。

● **月経** (げっけい) menstruation

妊娠が不成立の場合，不要となった子宮内膜の分泌物が腟を通し体外に排泄されること。約28日周期で起こる。

● **受精** (じゅせい) fertilization

卵管内で出会った卵子と精子が融合し1つの細胞となり，分裂を始めること。

● **着床** (ちゃくしょう) implantation

受精した卵が子宮内に戻って子宮内膜に接着し，分裂増殖をすること。

● **妊娠** (にんしん) pregnancy

受精卵が子宮内膜に着床し分裂発育をすること。

● **排卵** (はいらん) ovulation

卵胞が破れ卵子が卵巣から腹腔内に飛び出すこと。健康な女性の場合約28日ごとに起こる。

● **分娩** (ぶんべん) delivery

子宮内の胎児が腟を通り母体外へと娩出されること。妊娠後約38週で起こる。

症 状

● **悪阻** (おそ) hyperemesis

つわりのこと。妊娠初期にみられる嘔気や嘔吐，嗜好の変化などをいう。悪阻がひどくなり栄養障害を起こしたものを妊娠悪阻とよぶ。

● **悪露** (おろ) lochia

産褥中に子宮より排出される血液成分や頸管，腟からの分泌物をいう。分娩後約1カ月で血液性の悪露から黄色悪露になる。

● **産褥期** (さんじょくき) puerperium

分娩直後から，妊娠出産により変化した全身が妊娠前の状態に戻るまでの期間。

● **陣痛** (じんつう) labor pains

分娩時に子宮が収縮することによる痛み。

● **帯下** (たいげ) discharge

子宮や腟からの生理的分泌物。外陰部，腟，子宮の疾患により分泌量が増加したり，性状が変化したりする。

検 査

● **ヒト絨毛性ゴナドトロピン** (ひとじゅうもうせいごなどとろぴん) (hCG)

胎盤から分泌されるホルモン。妊娠中増加し尿中にも排泄されるので，妊娠反応判定に利用される。

●ヒトパピローマウイルス　　　　　　　　　　　　　　　　　　　　　human papillomavirus（HPV）

ヒトの皮膚に感染し，いぼ状のものをつくらせるウイルス。子宮頸がんの原因ウイルス。性行為
感染症の1つである尖圭コンジローマの原因ウイルスでもある。ヒト乳頭腫ウイルスともいう。

●ヒト乳頭腫ウイルス（ひとにゅうとうしゅいるす）　　　　　　　　　　　　　　　　（HPV）

ヒトの皮膚に感染し，いぼ状のものをつくらせるウイルス。子宮頸がんの原因ウイルス。性行為
感染症の1つである尖圭コンジローマの原因ウイルスでもある。ヒトパピローマウイルスともいう。

疾　患

●クラインフェルター症候群（くらいんふぇるたーしょうこうぐん）　　　　　Klinefelter syndrome

性染色体異常の1つ。XXY を示す。男性の表現形態を示すが，精巣機能不全のため性器発育不全，
無精子症，女性化乳房，精神遅滞などの症状を示す。

●子宮筋腫（しきゅうきんしゅ）　　　　　　　　　　　　　　　　　　　　　　uterine myoma

子宮の壁のなかにできた良性の腫瘍。出血過多，月経過長，不正出血などの症状が出る。出血が
多くなった場合，貧血を起こす。

●子宮内膜症（しきゅうないまくしょう）　　　　　　　　　　　　　　　　　　　endometriosis

子宮内膜が正規の場所以外にできてしまい，増殖することによりさまざまな症状が出る。30歳
以上に多く，続発性過多月経で貧血を起こす場合がある。

●児頭骨盤不均衡（じとうこつばんふきんこう）　　　　cephalopelvic disproportion（CPD）

胎児の頭の大きさに比べ骨盤が小さいこと。胎児が産道を通れないため正常分娩ができず，帝王
切開が適応される。

●ターナー症候群（たーなーしょうこうぐん）　　　　　　　　　　　　　　　Turner syndrome

性染色体異常の1つ。XO を示す。女性の表現形態，低身長，性腺形成異常や翼状頸などの形態
異常が認められる。

●ダウン症候群（だうんしょうこうぐん）　　　　　　　　　　　　　　　　　Down syndrome

常染色体異常の1つ。21番が3本ある。特徴的な顔貌，精神遅滞，先天性心疾患などの症状を示す。

●乳腺炎（にゅうせんえん）　　　　　　　　　　　　　　　　　　　　　　　　　　　mastitis

授乳期に乳管が詰まること。乳腺が炎症を起こすうっ滞性乳腺炎と，細菌の感染によって起こる
急性化膿性乳腺炎がある。

●乳幼児突然死症候群（にゅうようじとつぜんししょうこうぐん）　　　　　　　　　　（SIDS）

特に原因が見当たらないにもかかわらず，乳幼児が突然死を起こす疾患。日本での発症は4カ月
児に最も多く，ほとんどが入眠中に起こる。

●妊娠高血圧症候群（にんしんこうけつあつしょうこうぐん）　　　　　　　　（PIH, HDP）

妊娠中に高血圧，蛋白尿，浮腫の1つもしくは2つの症状がみられ，なおかつこれらの症状が妊
娠時に偶発的に起こった合併症によるものでないもの。以前は妊娠中毒症とよばれていた。

●不妊症（ふにんしょう）　　　　　　　　　　　　　　　　　　　　　　　　　　　　sterility

挙児希望夫婦が避妊を行わずに性生活を1年しても妊娠しない状態。一度も妊娠したことがない
ものを原発性不妊，一度以上妊娠した後に不妊になるものを続発性不妊という。

●子宮内容除去手術（しきゅうないようじょきょしゅじゅつ） (D&C)

子宮頸管を広げ，子宮内の胎児および胎児付属物（胎盤など）を人工的に除去すること。初期の人工妊娠中絶などに用いられる。

●帝王切開術（ていおうせっかいじゅつ） cesarean section（CS）

正常分娩が望めない場合，腹部から子宮壁を切開し人工的に胎児を娩出させる方法。

●非配偶者間人工授精（ひはいぐうしゃかんじんこうじゅせい） (AID)

不妊治療の1つ。男性側に不妊の原因のある場合に行われる治療。性行為を伴わずに採取した配偶者以外の精子を腟または子宮内に注入し妊娠を促す。

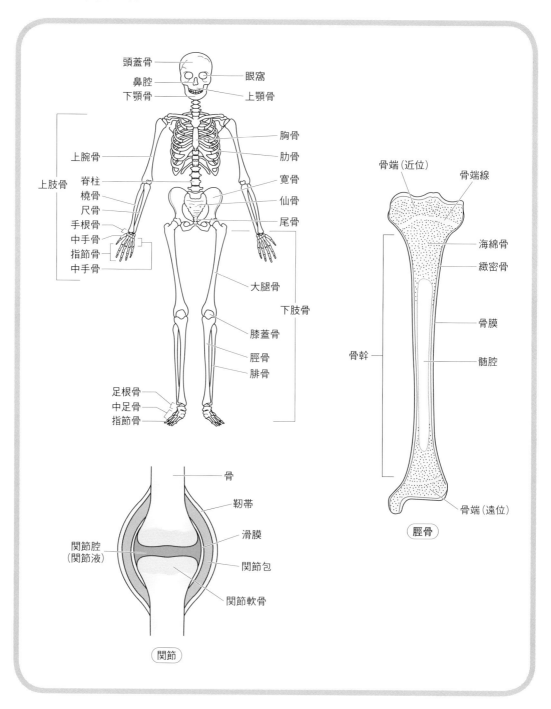

整形外科

整形外科は，骨に関する疾患を取り扱う。骨の異常は，外傷性のものから，加齢に伴うものなどがある。

頭蓋骨
鼻腔
下顎骨
眼窩
上顎骨
胸骨
肋骨
上腕骨
上肢骨
脊柱
橈骨
尺骨
手根骨
中手骨
指節骨
中手骨
寛骨
仙骨
尾骨
大腿骨
下肢骨
膝蓋骨
脛骨
腓骨
足根骨
中足骨
指節骨

骨端（近位）
骨端線
海綿骨
緻密骨
骨幹
骨膜
髄腔
骨端（遠位）

（脛骨）

骨
靭帯
滑膜
関節腔
（関節液）
関節包
関節軟骨

（関節）

● 黄色骨髄 （おうしょくこつずい） yellow bone marrow

加齢に伴って，脂肪組織に分化した骨髄。

● 海綿骨 （かいめんこつ） cancellous bone

蜂の巣状の形態を示し，骨細胞への栄養供給，血液造成にかかわる。

● 下肢骨 （かしこつ） pelvic girdle

左右にあり，大腿骨，頸骨，腓骨，膝蓋骨，足根骨，中足骨，指節骨から成り立つ足の骨。

● 滑液 （かつえき） synovial fluid

関節包内に充填されている液体で，関節を動きやすくする潤滑油の働きをもつ。

● 滑膜 （かつまく） synovial membrane

薄い膜で関節包の内層などをつくる。運動機能の円滑化にかかわるとともに，関節の滑りをよくする機能をもつ。

● 関節 （かんせつ） joint

骨と骨を連結する場所。可動性の連結もあれば，不動性の連結もある。

● 関節軟骨 （かんせつなんこつ） joint cartilage

関節運動のクッション性を高めたり，摩擦を低減したり，運動機能の円滑化にかかわる。

● 関節包 （かんせつほう） capsule

関節を包む膜で，関節の運動を助け，関節の可動域を越えないように関節を守る。

● 関節包靭帯 （かんせつほうじんたい） capsular ligament

結合組織からなり，骨（関節）を包み込んで関節を保護するとともに，関節可動域範囲内での自由な運動を確保する。

● 胸郭 （きょうかく） ☞ 54 ページ参照 thorax

● 腱 （けん） tendon

横紋筋（骨格筋）を骨や皮膚につなげるもので，筋肉が収縮・弛緩すると腱によってつながった骨が動き関節運動が起こる。アキレス腱が有名である。

● 骨 （こつ，ほね） bone

身体の形態を守る固くて丈夫な結合組織。鉄骨に相当する結合組織（コラーゲン）とセメントに相当するカルシウムよりなる。

● 骨幹 （こっかん） diaphysis

骨の中央部分をいい，管状で内部に髄腔がある。

● 骨髄 （こつずい） ☞ 73 ページ参照 bone marrow

● 骨端 （こったん） epiphysis

骨の両端の部分をいう。小児では赤色骨髄，成人では黄色骨髄を含む海綿骨が豊富である。

● 骨膜 （こつまく） periosteum

骨の外周を取り巻く膜のことで，骨を守り，栄養を供給している。

● 上肢骨 （じょうしこつ） shoulder girdle

左右にあり，上腕骨，橈骨，尺骨，手根骨，中手骨，指節骨から成り立つ腕の骨。

● 靭帯 （じんたい） ligament

結合組織の束で関節をつなぎ止める働きで骨と骨をつなぐ。

● 頭蓋骨 (ずがいこつ，とうがいこつ)　　　　　　　　　　　　　　skull

脊柱の上にのっている部分で，脳頭蓋と顔面頭蓋の 2 つに分けられる。

● 赤色骨髄 (せきしょくこつずい)　　　　　　　　　　　　　　red bone marrow

造血機能を維持した骨髄。造血機能が低下すると，脂肪髄（黄色骨髄）となる。

● 脊柱 (せきちゅう)　　　　　　　　　　　　　　　　　vertebral column

26 本の可動性のある椎骨の集団のこと。上から，頸椎（7 個），胸椎（12 個），腰椎（5 個），仙椎（仙骨），尾椎（尾骨）。

● 緻密骨 (ちみつこつ)　　　　　　　　　　　　　　　　compact bone

骨幹を形成する硬くて，弾力性に富む骨組織。

● 肋骨 (ろっこつ)　　　　　　　　　　　　　　　　　　　　rib

胸腔の形態を維持するための骨。左右 12 対あり，胸椎と連結している。

生理

● 回外 (かいがい)　　　　　　　　　　　　　　　　　　eversion

手掌を上向きに外側から回すこと。

● 回旋 (かいせん)　　　　　　　　　　　　　　　　　　rotation

骨の長軸を回す運動。

● 外転 (がいてん)　　　　　　　　　　　　　　　　　　abduction

身体の正中線から遠ざかる運動。

● 回内 (かいない)　　　　　　　　　　　　　　　　　　pronation

手掌を下向きに内側から回すこと。

● 外反 (がいはん)　　　　　　　　　　　　　　　　　　evagination

足底を外向きに回すこと。

● 屈曲 (くっきょく)　　　　　　　　　　　　　　　　　flexure

関節を前方・後方に曲げる運動。

● 伸展 (しんてん)　　　　　　　　　　　　　　　　　　extension

関節をまっすぐにのばす運動。

● 内転 (ないてん)　　　　　　　　　　　　　　　　　　adduction

身体の正中線に近づく運動。

● 内反 (ないはん)　　　　　　　　　　　　　　　　　　intorsion

足底を内向きに回すこと。

症状

● 開排制限 (かいはいせいげん)　　　　　　limitation of abduction in flexion

股関節の動きが制限されている状態。

● 関節拘縮 (かんせつこうしゅく)　　　　　　　　　　　joint contracture

関節周囲の軟部組織が硬化して関節の動きが悪くなった状態と，関節包組織そのものが障害されて起こるものがある。

● 関節痛 (かんせつつう)　　　　　　　　　　　　　　　arthralgia

関節に由来する痛み。

● 神経痛（しんけいつう）　neuralgia

病名ではないが，全般的な神経症状（違和感，疼痛，感覚鈍麻）を呈したときの症状。三叉神経痛，肋間神経痛，坐骨神経痛などが多くみられる。

検 査

● 関節可動域（かんせつかどういき）　range of motion（ROM）

関節が運動できる範囲（角度）のこと。

● 骨密度（こつみつど）　bone density

骨に存在する骨質の濃度。骨粗鬆症，骨軟化症などの診断に用いられる。

疾 患

● 外反母趾（がいはんぼし）　hallux valgus

足母趾が中足趾節関節で外反変形した状態。ハイヒールや先のとがった靴で，母趾が圧迫されることで悪化する。しばしば炎症を伴い疼痛と腫脹を訴える。

● 開放骨折（かいほうこっせつ）　open fracture

骨折部位が皮膚を貫通して外界に飛び出した状態。破傷風や骨髄炎を起こす危険がある。複雑骨折ともいう。

● 肩関節周囲炎（かたかんせつしゅういえん）　frozen shoulders

中年期以降に発症する肩関節周囲軟部組織の老化による運動制限のこと。四十肩・五十肩ともいう。

● 頸肩腕症候群（けいけんわんしょうこうぐん）　cervix-shoulder arm symptom

いわゆる肩こり，しびれ感のこと。

● 後縦靭帯骨化症（こうじゅうじんたいこつかしょう）　（OPLL）

脊柱の椎体を連結している後縦靭帯が骨化した状態。脊髄を圧迫するようであれば，手術が必要。

● 骨折（こっせつ）　fracture

どのような原因であれ，骨の連続性が断たれた状態。

● 骨粗鬆症（こつそしょうしょう）　osteoporosis

骨の形成が加齢に伴って低下して，骨量が減少し，骨がもろくなる状態。閉経以降の女性に多く出現し，腰痛を主訴とすることが多い。

● 四十肩・五十肩（しじゅうかた・ごじゅうかた）　frozen shoulders

中年期以降に発症する肩関節周囲軟部組織の老化による運動制限のこと。肩関節周囲炎ともいう。

● 脊柱管狭窄症（せきちゅうかんきょうさくしょう）　spinal column stenosis

脊髄が通っている脊柱管が何らかの原因で狭くなって脊髄を圧迫し，しびれ・痛みなどの症状が出る。程度によって運動麻痺，感覚障害などが引き起こされる。

● 先天性股関節脱臼（せんてんせいこかんせつだっきゅう）　congenital dislocation of hip joint

先天的に股関節が脱臼しているもので，下肢の短縮，開排制限（足を広げられない）を認める。女児が男児に比して5～6倍多く発症する。

● 脱臼（だっきゅう）　dislocation

関節面の整合性が失われた状態（外れた状態）のこと。先天性脱臼，外傷性脱臼がある。外傷性では肩関節脱臼がよく知られている。

● 打撲 (だぼく)　　　　　　　　　　　　　　　　　　　　　　　　　　　blow

軟部組織の外傷で，骨や関節には影響していないもの。

● 単純骨折 (たんじゅんこっせつ)　　　　　　　　　　　　　　　　simple fracture

骨折部位が身体の内部にとどまっている状態。閉鎖骨折ともいう。

● 椎間板ヘルニア (ついかんばんへるにあ)　　　　　　　　　　　herniated disc

椎骨の間を埋める板（椎間板）が後方に突出する疾患。神経を圧迫するために，痛みやしびれなどさまざまな症状が生じる。最も頻度の高いのは腰椎ヘルニア。

● 捻挫 (ねんざ)　　　　　　　　　　　　　　　　　　　　　　　　　　sprain

無理な外力が加わり，関節の可動域を超えて運動が強制されたために，関節支持組織（靭帯，関節包）に損傷を引き起こした状態。

● 複雑骨折 (ふくざつこっせつ)　　　　　　　　　　　　　　　　　mal fracture

骨折部位が皮膚を貫通して外界に飛び出した状態。破傷風や骨髄炎を起こす危険がある。開放骨折ともいう。

● 閉鎖骨折 (へいさこっせつ)　　　　　　　　　　　　　　　　closed fracture

骨折部位が身体の内部にとどまっている状態。単純骨折ともいう。

● 変形性関節症 (へんけいせいかんせつしょう)　　　　　　　　osteoarthritis

関節軟骨がすり減って生じる退行性病変で，疼痛と可動域の制限が代表的な症状。

治 療

● 観血的整復術 (かんけつてきせいふくじゅつ)　　　　　　　invasive reduction

手術手技で骨折や脱臼などを整復すること。

● ギプス　　　　　　　　　　　　　　Gips（ドイツ語），plaster bandage

骨折や脱臼などの治療のために患部を動かさないよう保護する器材。

● 後療法 (こうりょうほう)　　　　　　　　　　　　　　　　　　after care

回復した機能に応じて体力に合った機能回復訓練を行い，社会復帰をめざす治療。

● 整復と固定 (せいふくとこてい)　　　　　　　　　reintegration, fixation

整復（整復とは骨や関節を，もとの位置に戻すこと）後，回復までの間，障害部位（骨折部位）をギプスや鋼線，プレートを使ってずれないように固定すること。

● 非観血的整復術 (ひかんけつてきせいふくじゅつ)　　noninvasive reduction

ギプスや装具を使用した整復術。

感 覚 器 系　**12**

感覚器とは，体外体内からの刺激を受け取る部位をいう。

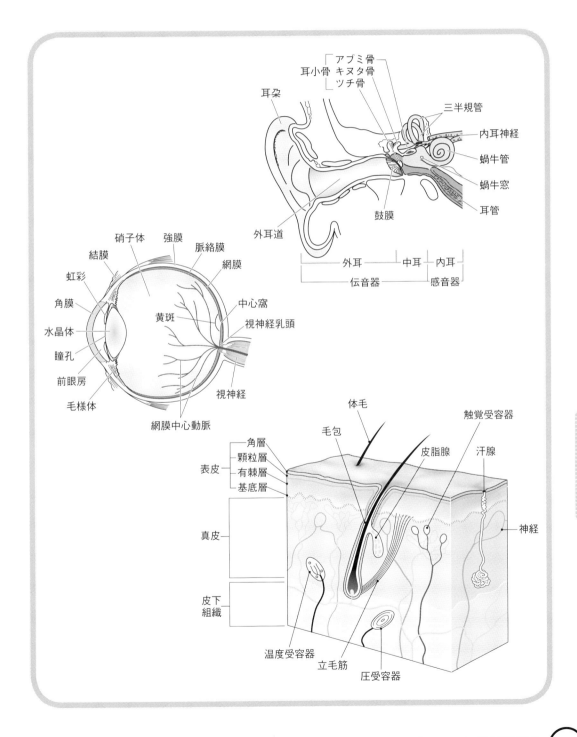

◀ 耳 ▶

● **外耳** （がいじ） external ear

耳介から鼓膜までの部分。外界の音の通り道で，耳介で集音された音声を鼓膜まで伝達する空間。外耳道ともいう。

● **外耳道** （がいじどう） external ear

耳介から鼓膜までの部分。外界の音の通り道で，耳介で集音された音声を鼓膜まで伝達する空間。外耳ともいう。

● **蝸牛管** （かぎゅうかん） cochlea

音の振動を神経伝達するための器官。

● **鼓膜** （こまく） ear drum

外耳と中耳の間にある膜で，外耳道を通って空気振動で伝達された音声を鼓膜が振動に変換し，耳小骨に伝える。

● **三半規管** （さんはんきかん） three semicircular canals

平衡感覚をつかさどる器官。

● **耳介** （じかい） auricle

耳たぶのこと。外界の音を集約して外耳に伝達する。耳朶ともいう。

● **耳管** （じかん） eustachian tube

中耳と咽頭をつなぐ管で，中耳の気圧と外気圧を一定に保つ働きがある。

● **耳小骨** （じしょうこつ） ossicles

ツチ骨 malleus・キヌタ骨 incus・アブミ骨 stapes の3種の骨からなる。集音した音を鼓膜で振動に変換して耳小骨に伝え，聴覚神経が音として認識する。

● **耳朶** （じだ） auricle

耳たぶのこと。外界の音を集約して外耳に伝達する。耳介ともいう。

● **中耳** （ちゅうじ） middle ear

耳小骨（鼓膜の振動を骨の伝導に変える）が格納され，内耳へと音を伝える。耳管の開口部があり，ここが炎症を起こすと中耳炎になる。

● **内耳** （ないじ） internal ear

蝸牛と前庭，三半規管よりなる，聴覚と平衡感覚をつかさどる組織。

● **内耳神経** （ないじしんけい） vestibulocochlear nerve

下端の脳幹を経て顔面神経と一緒に内耳道に入る神経。平衡感覚や聴覚をつかさどる。

◀ 眼 ▶

● **黄斑** （おうはん） macula

眼底中央部の名称。

● **角膜** （かくまく） cornea

眼球の黒目の部分をおおう透明な膜様の構造物。ここが濁ると視力を失う。

● **眼瞼** （がんけん） eyelid

まぶたのこと。

● 強膜 （きょうまく）　　　　　　　　　　　　　　　　　　　　　　　　sclera
眼球の外側の厚さ約 1 mm の白い不透明な膜（白目の部分）。硬い膜で眼球を保護している。

● 結膜 （けつまく）　　　　　　　　　　　　　　　　　　　　　　　conjunctiva
眼瞼の裏から眼球の表面までをおおっている粘膜。この部位の炎症が結膜炎である。

● 虹彩 （こうさい）　　　　　　　　　　　　　　　　　　　　　　　　　　iris
角膜と水晶体の間にある膜様構造物で，この大きさを調節することで，目に入る光の量（強さ）を調節している。

● 視神経 （ししんけい）　　　　　　　　　　　　　　　　　　　　　optic nurve
視覚をつかさどる神経のこと。脳神経の 1 つ。

● 視神経乳頭 （ししんけいにゅうとう）　　　　　　　　　　　　papilla nervi optici
網膜の上にあり，視神経が集まって束になっている部位。ここから視神経が頭蓋（脳）に入る。

● 硝子体 （しょうたい）　　　　　　　　　　　　　　　　　　　　vitreous body
眼球の内腔に充填されているゼリー状の透明物質。主に透明な結合組織でつくられている。

● 水晶体 （すいしょうたい）　　　　　　　　　　　　　　　　　crystalline lens
レンズの役目を担う器官。水晶体周囲は筋肉（毛様体）につながり，この筋肉が収縮，弛緩をすることで水晶体のレンズの厚みが変化し，網膜の上に焦点を合わせる。

● 前眼房 （ぜんがんぼう）　　　　　　　　　　　　　　　　　anterior chamber
水晶体と角膜の間の領域で，液体で満たされている。

● 中心窩 （ちゅうしんか）　　　　　　　　　　　　　　　　　　fovea centralis
黄斑（部）の中心のくぼみのこと。視力を維持し，色覚を判別する視神経細胞が集約されている。この部分に障害が起きると，視力が低下する。

● 瞳孔 （どうこう）　　　　　　　　　　　　　　　　　　　　　　　　　pupil
虹彩の中央部で，光が通り抜けるところ。

● 脈絡膜 （みゃくらくまく）　　　　　　　　　　　　　　　　　　　　choroid
強膜の内側にある膜。色は黒く，光が入らないように工夫されている。血管が多く眼球に栄養を供給している。

● 網膜 （もうまく）　　　　　　　　　　　　　　　　　　　　　　　　retina
眼球の一番内側にある膜。視神経を有し，この部分で光を感じることで，色や光の強さ・形を識別する。

● 毛様体 （もうようたい）　　　　　　　　　　　　　　　　　　　ciliary body
毛様体筋をもち，この筋肉の動きで水晶体の厚みを変化させることで画像を結ぶほか，眼房水を分泌する。

◀ 皮膚 ▶

● 角質 （かくしつ）　　　　　　　　　　　　　　　　　　　　　　　keratin
表皮の新陳代謝の結果，表皮細胞が死滅し（寿命を全うし）その残骸が硬くなったもの。爪，動物の角，魚の鱗またヒトの垢も角質である。角質層ともいう。

● 角質層 （かくしつそう）　　　　　　　　　　　　　　　　　　　　keratin
表皮の新陳代謝の結果，表皮細胞が死滅し（寿命を全うし）その残骸が硬くなったもの。爪，動物の角，魚の鱗またはヒトの垢も角質層である。角質ともいう。

● 汗腺 （かんせん）   sweat gland

皮膚にある汗を分泌する腺で体温調節を行っている。全身に分布し，無臭のエクリン汗腺と，主に腋窩にあり特有の臭気をもったアポクリン汗腺がある。

● 色素細胞 （しきそさいぼう）   melanocyte

メラニン色素を合成して皮膚を着色することで紫外線から皮膚を守っている。メラニン細胞ともいう。

● 真皮 （しんぴ）   dermis

表皮と脂肪・筋肉組織の上部までの間の組織。コラーゲンを主体とする結合組織からなり，毛包や脂腺，汗腺などの皮膚付属器を含んでいる。

● 爪 （つめ）   nail

手の指と足の指の先（爪根，そうこん）を保護する板状の皮膚付属器で，表皮角質層と同じケラチン蛋白質でできている。

● 皮下脂肪 （ひかしぼう）   subcutaneous fat

皮下組織に存在する脂肪組織のこと。ヒトの脂肪組織の大半を占める。

● 皮下組織 （ひかそしき）   subcutaneous tissue

真皮より下の部分で深部の構造物と真皮を結びつけている。脂肪や筋肉からなり，保温，栄養の貯蔵，外からの衝撃を和らげるクッションの役割を果たす。

● 皮脂腺 （ひしせん）   sebaceous gland

皮脂（あぶら）を分泌して，皮膚や毛髪の表面を保護・保湿する，皮膚にある腺。

● 表皮 （ひょうひ）   epidermis

皮膚の最外層で，血管がなく，角化細胞，色素細胞などからなる。外界の刺激や異物の侵入を防御する。

● メラニン細胞 （めらにんさいぼう）   melanocyte

メラニン色素を合成して皮膚を着色することで紫外線から皮膚を守っている。色素細胞ともいう。

● 毛嚢 （もうのう）   hair follicle

毛根を取り囲む組織で，毛根を保護している。毛包ともいう。

● 毛包 （もうほう）   hair follicle

毛根を取り囲む組織で，毛根を保護している。毛嚢ともいう。

生 理

● 眼圧 （がんあつ）   intraocular pressure

眼球を一定の形（丸い形）に維持するための眼内部の圧力。眼球内部を満たしている眼内液（水分）の圧力をいう。眼圧の異常で生じる病気に緑内障がある。

● 気導 （きどう）   air conduction

鼓膜を経由して音が伝わること。

● 骨導 （こつどう）   bone conduction

直接的な骨の振動が音として伝わること。

● 視覚 （しかく）   visual capacity

光による刺激によって生じる感覚。

● 触覚（しょっかく）　　　　　　　　　　　　　　　　　　　　　　　cutaneous sensation

　皮膚感覚のこと。さわるなどの刺激を皮膚に加えたときに生じる感覚。

● 視力（しりょく）　　　　　　　　　　　　　　　　　　　　　　　　　visual acuity

　2点または2本の線を分離して，それを認識できる能力の限界をいう。

● 聴覚（ちょうかく）　　　　　　　　　　　　　　　　　　　　　　　　　audition

　音による刺激が鼓膜によって振動に変えて伝えられ，感覚受容器が刺激されることで生じる感覚。

● 聴力（ちょうりょく）　　　　　　　　　　　　　　　　　　　　　　　　hearing

　音を聞き取る力。ヒトの聴覚は会話音の領域の約 1,000～4,000 Hz で感度が高い。

● 平衡感覚（へいこうかんかく）　　　　　　　　　　　　　　　sense of equilibrium

　身体の傾き・方向・位置を認識する感覚。内耳の三半規管で，回転や加速，傾きや方向，位置を察知する。

症状

● 唖（あ）　　　　　　　　　　　　　　　　　　　　　　　　　　　　　dumbness

　聾（聴力損失）に伴って言語発達ができず，話すことができない状態。

● 遠視（えんし）　　　　　　　　　　　　　　　　　　　　　　　　hypermetropia

　凸レンズで矯正可能な視力障害。近くが見えにくい。

● 痂皮（かひ）　　　　　　　　　　　　　　　　　　　　　　　　　　　　crust

　かさぶたのこと。表皮にできた傷の分泌物が乾燥・凝固して，傷表面をおおったもの。

● 眼脂（がんし）　　　　　　　　　　　　　　　　　　　　　　　　　eye mucus

　目やにのこと。目から出る白い分泌物だが，細菌性結膜炎では黄色くなる。

● 眼振（がんしん）　　　　　　　　　　　　　　　　　　　　　　　　nystagmus

　自分の意思とは関係なく眼球が勝手に動く状態。生理的な場合とめまいなどを伴う病的なものがある。

● 近眼（きんがん）　　　　　　　　　　　　　　　　　　　　　　　　myopia

　屈折異常の1つで，凹レンズで矯正可能な視力障害。遠くが見えにくいが，近くはレンズで調節しなくても見える状態のこと。近視ともいう。

● 近視（きんし）　　　　　　　　　　　　　　　　　　　　　　　　　myopia

　屈折異常の1つで，凹レンズで矯正可能な視力障害。遠くが見えにくいが，近くはレンズで調節しなくても見える状態のこと。近眼ともいう。

● 眩暈（げんうん）　　　　　　　　　　　　　　　　　　　　vertigo, dizziness

　めまいのこと。疾患に伴うめまい（内耳の病変，脳幹の虚血など）によるものと，疾患を伴わないめまい（視覚・体性感覚の回転や傾斜など）によるものがある。

● 紅斑（こうはん）　　　　　　　　　　　　　　　　　　　　　　　　erythema

　皮膚が炎症性に赤みを帯びること。掻痒感を伴うことが多い。

● 挫創（ざそう）　　　　　　　　　　　　　　　　　　　　　　contused wound

　外部からの力により，皮膚表面だけでなく周辺の組織まで損傷した状態。

● 擦過創（さっかそう）　　　　　　　　　　　　　　　　　　tangential wound

　擦り傷のこと。表皮が機械的エネルギーによって剥がれた状態。

4　診療科別用語

12　感覚器系

● 色盲 （しきもう） color vision deficiency

色の鑑別が，正常に比べて低下した状態。先天性赤緑色覚異常が知られている。

● 耳痛 （じつう） otodynia

外耳炎，中耳炎などで炎症を起こしたときに生じる痛み。

● 湿疹 （しっしん） eczema

皮膚炎の別称。

● 失明 （しつめい） blindness

明暗の弁別ができない，もしくは明暗だけ区別できる状態をいう。

● 耳鳴 （じめい） ear tingling, tinnitus

耳鳴りのこと。

● 視野狭窄 （しやきょうさく） narrowing of visual field

網膜剥離や緑内障などの視神経に障害をきたす疾患により，片眼で見える範囲が狭まる，もしくは抜けが生じる状態。

● 弱視 （じゃくし） amblyopia

視力が極度に低下している状態。眼鏡などで十分な矯正視力を得ることはできない。

● 斜視 （しゃし） strabismus

眼位の異常で，片方の目は視線が正しく目標とする方向に向いているが，もう片方の目が内側や外側，あるいは上や下に向いている状態。

● 腫瘍 （しゅよう） tumor

組織が過剰に増殖して塊となったもの。悪性と良性がある。

● 腫瘤 （しゅりゅう） tumor

腫瘍をはじめ，過形成や外傷，炎症の反応によって細胞が増殖した状態。

● 視力障害 （しりょくしょうがい） visual impairment

ものを見ることに異常をきたした状態。眼鏡で矯正できる場合もあれば，視神経機能，角膜を含めた中間透光体に障害があり，矯正できない場合もある。

● 滲出液 （しんしゅつえき） exudation

創傷部，病変部から滲み出る体液（組織液）のこと。炎症性細胞を多く含んでいる。

● 掻痒感 （そうようかん） itching

かゆみのこと。

● 難聴 （なんちょう） impaired hearing

聴覚機能が低下した状態。伝音性難聴，感音性難聴，神経性難聴に分けられる。聴力検査を行って判断する。

● 膿痂疹 （のうかしん） impetigo

皮膚に，水疱や膿疱，痂皮，膿汁を伴った糜爛が形成されること。一般的には黄色ブドウ球菌感染症の伝染性膿痂疹を示す。

● 膿瘍 （のうよう） abscess

化膿して膿みがたまった状態。

● 瘢痕 （はんこん） scar

傷跡のこと。傷が治っていくと表皮の線維形成が進み，線維性結合組織でおおわれる状態をいう。

● 肥厚 （ひこう） hyperplasia

組織が盛り上がった状態。

● 糜爛 （びらん） erosion

ただれのこと。皮膚や粘膜の浅い組織が欠損した状態。真皮層にまでは至っていないため基本的
には出血を伴わない。

● 発疹 （ほっしん） eruption

肉眼で認められる皮膚の色調や形態の変化のこと。ぶつぶつ，ぽつぽつ，赤みなどの総称。

● 発赤 （ほっせき） erythema

限局性の，明確な皮膚の赤みを帯びた色調の変化をいう。皮膚の炎症性変化で赤く腫脹している
ときなどに使われる。

● 落屑 （らくせつ） desquamation

鱗屑が剥がれて脱落すること。

● 乱視 （らんし） astigmatism

屈折異常の1つで，角膜や水晶体が円滑な球面ではなく凸凹があるために，像がぼやけたり歪ん
で見える状態。

● 鱗屑 （りんせつ） scales

皮膚の角質層が肥厚し，脱落したもの。薄く剥がれるために，魚の鱗のように光って見えること
がある。

● 裂傷 （れっしょう） laceration

皮膚や粘膜などの表面が主に機械的外力によって牽引，伸展され，裂けてできた傷。

● 聾 （ろう） deafness

聴力を完全に消失した状態。

● 老眼 （ろうがん） presbyopia

遠視と同様だが，水晶体の収縮力が低下し，網膜上より後ろに像を結んでしまうために凸レンズ
で矯正する。老視ともいう。

● 老視 （ろうし） presbyopia

遠視と同様だが，水晶体の収縮力が低下し，網膜上より後ろに像を結んでしまうために凸レンズ
で矯正する。老眼ともいう。

● 狼瘡 （ろうそう） lupus

顔面にできる狼が食いちぎった跡のような紅斑(浸食性紅斑性潰瘍)をいう。全身性エリテマトー
デスに伴うことが多い。

検 査

● 眼圧測定 （がんあつそくてい） tonometry

眼圧を測定する検査。

● 細隙灯顕微鏡 （さいげきとうけんびきょう） slitlamp biomicroscope

眼球に強い光を当て，隅角や水晶体，眼底の変化を細密に検査する機器。

● 色覚検査 （しきかくけんさ） color vision examination

赤，緑，黄色を使用し色の判別能力を調べる検査。

● 耳鏡検査 （じきょうけんさ）   otoscopy

漏斗状の器具を耳の穴に差し込み，外耳と鼓膜の様子を観察する検査。

● 視野検査 （しやけんさ）   perimetry

一眼で物を識別できる範囲の検査。

● 視力検査 （しりょくけんさ）   eye test

視認能力の検査。

● 聴力検査 （ちょうりょくけんさ）   audiometry

音を聞き取る能力を測定すること。オージオメーターを使って片側ずつ測定することが多い。

● 平衡機能検査 （へいこうきのうけんさ）   equilibrium test

身体の平衡を保つ力がどの程度あるかを調べる検査。

● 網膜電位図 （もうまくでんいず）   electroretinogram （ERG）

網膜に光を照射することで得られる電位変動を導出したもの。網膜全体の機能がわかる。

疾 患

● 外耳炎 （がいじえん）   otitis externa

外耳道に生じた炎症。

● 疥癬 （かいせん）   scabies

ダニの皮膚感染による皮膚疾患で，指の間，下腹部，外陰部などに，掻痒感の著しい皮疹が出る。

● 角化症 （かくかしょう）   keratosis

皮膚の角質層が異常に厚く硬くなった状態をいう。先天性と後天性のものがある。

● 汗疹 （かんしん）   heat rash

あせものこと。汗が皮膚表面に出られないために起こる皮膚疾患。

● 鶏眼 （けいがん）   corn

ウオノメのこと。後天性角化症の1つで，靴などの圧迫によって肥厚した角質が円錐形になることで，圧痛を伴う。

● 結膜炎 （けつまくえん）   conjunctivitis

ウイルス感染，花粉症などのアレルギー性のものなど，多種多様の原因で起こる結膜の炎症。充血，掻痒感を伴うことが多い。

● 痤瘡 （ざそう）   facial furuncle

毛嚢炎が顔に発生したもの。細菌感染で起こる。面疔ともいう。

● 霰粒腫 （さんりゅうしゅ）   chalazion

麦粒腫と同様の症状を示すが，原因は細菌感染ではなく，瞼板腺の分泌物貯留により眼瞼皮下に腫瘤ができる。大きくなれば切開する。

● 尋常性痤瘡 （じんじょうせいざそう）   common acne

ニキビのこと。毛穴に詰まった皮脂に感染が起こり炎症を起こした状態。面皰ともいう。

● 蕁麻疹 （じんましん）　☞ 86 ページ参照   urticaria

● 癤 （せつ）   furuncle

おできのこと。毛包（毛嚢）に菌が侵入したことにより化膿性炎症を起こしたもの。潰瘍化して膿汁を出すこともある。

● 帯状ヘルペス （たいじょうへるぺす）　　　　　　　　　　　　　　　　　　　herpes zoster

小児期にかかった水痘・帯状疱疹ウイルスが長期間を経て再活性化して神経節に感染発病した状態。疼痛を伴う。帯状疱疹ともいう。

● 帯状疱疹 （たいじょうほうしん）　　　　　　　　　　　　　　　　　　　　　herpes zoster

小児期にかかった水痘・帯状疱疹ウイルスが長期間を経て再活性化して神経節に感染発病した状態。疼痛を伴う。帯状ヘルペスともいう。

● 中耳炎 （ちゅうじえん）　　　　　　　　　　　　　　　　　　　　　　　　　　otitis media

中耳に起こる炎症。急性・慢性中耳炎，滲出性中耳炎 otitis media with effusion などがある。

● 凍瘡 （とうそう）　　　　　　　　　　　　　　　　　　　　　　　　　　　　　chilblains

しもやけのこと。寒冷により血管に不全麻痺が起こり，手や足先などが浮腫状に腫脹する。

● 突発性難聴 （とっぱつせいなんちょう）　　　　　　　　　　　　　　　　　sudden deafness

原因不明で突然生じる高度な感音性難聴のこと。通常片側で，早期治療が必要である。

● 肉芽腫 （にくげしゅ）　　　　　　　　　　　　　　　　　　　　　　　　　　granuloma

慢性炎症により生ずる病変のことで，各種の炎症にかかわる細胞が1カ所に集積し，結節を生じたもの。

● 熱傷 （ねっしょう）　　　　　　　　　　　　　　　　　　　　　　　　　　　　　burn

やけどのこと。熱によって生体の皮膚が損傷を受けること。程度による分類，深度による分類がある。

● 白内障 （はくないしょう）　　　　　　　　　　　　　　　　　　　　　　　　　cataract

本来は透明である水晶体が白濁したことをいう。老人性白内障が最も多い。症状は，霧視（むし：白くぼやける），羞明（しゅうめい：光がまぶしい），視力の低下など。

● 麦粒腫 （ばくりゅうしゅ）　　　　　　　　　　　　　　　　　　　　　　　　　　stye

ものもらいのこと。まぶたの脂腺や汗腺が細菌感染して，化膿性炎症を引き起こしたもの。発赤し，腫脹して圧迫痛があるが数日中に自壊（つぶれてなかの膿が出る）する。

● 皮膚炎 （ひふえん）　　　　　　　　　　　　　　　　　　　　　　　　　　　　dermatitis

皮膚に炎症性の変化が認められることで，湿疹をさすことが多い。

● 飛蚊症 （ひぶんしょう）　　　　　　　　　　　　　　　　　　　　　　　　　myodesopsia

硝子体が各種の原因で混濁し，あたかも蚊やゴミが目のなかに浮遊しているように見える状態のこと。生理的な場合と病的な場合がある。

● 瘭疽 （ひょうそ）　　　　　　　　　　　　　　　　　　　　　　　　　　　　　whitlow

爪の周囲に，黄色ブドウ球菌，化膿性連鎖球菌などが感染したもの。炎症は拡大しにくいため深部に進行しやすい。

● 胼胝 （べんち）　　　　　　　　　　　　　　　　　　　　　　　　　　　　　　callus

結合組織の線維成分などが増殖して硬く緻密になったものをいう。心臓胼胝，胸膜胼胝など内臓にできるものと皮膚にできるものがある。皮膚にできるものは俗名タコとよぶ。

● メニエール病 （めにえーるびょう）　　　　　　　　　　　　　　　　　　　Meniere disease

回転性のめまいと難聴・耳鳴りを特徴とする内耳性疾患。頻繁に再発し，嘔気・嘔吐を伴う。内耳リンパ流の異常（リンパ水腫）を原因とする疾患である。

● 面疔 （めんちょう）　　　　　　　　　　　　　　　　　　　　　　　　　　　facial furuncle

毛囊炎が顔に発生したもの。細菌感染で起こる。痤瘡ともいう。

● 面皰 (めんぽう)　　　common acne

ニキビのこと。毛穴に詰まった皮脂に感染が起こり炎症を起こした状態。尋常性痤瘡ともいう。

● 網膜症 (もうまくしょう)　　　retinopathy

網膜機能が低下し視力が異常に低下する不可逆性病態である。一般的には糖尿病を原因とする糖尿病性網膜症が多い。

● 網膜剥離 (もうまくはくり)　　　retinal detachment（RD）

網膜から神経網膜（視神経）が剝がれてしまう状態。視機能（視野，視力）が低下し，失明の原因となる。非可逆性である。

● 夜盲症 (やもうしょう)　　　night blindness

先天的な夜盲症と，ビタミン A の不足などによって起こる後天性夜盲症がある。明視野（昼間）は正常だが，暗視野での視力が著しく低下する状態をいう。

● 疣贅 (ゆうぜい)　　　wart

イボのこと。皮膚表面にできる触って凸凹のある小さな結節のこと。ウイルス感染による疣贅と加齢に伴って生じる老人性疣贅がある。

● 癰 (よう)　　　carbuncle

数個の毛囊が同時に黄色ブドウ球菌に侵されたもの。癤より皮膚の深い部分で発生し，発赤，腫脹，硬結，疼痛などの症状は癤よりも重く，全身症状を呈することもある。

● 緑内障 (りょくないしょう)　　　glaucoma

眼圧の上昇により視神経が障害を受けて，視力が不可逆性に低下した状態。失明の大きな原因となる。正常な眼圧でも発症することが判明している。

治 療

● 洗眼 (せんがん)　　　eye washing

眼を生理食塩水などで洗うこと。異物混入や手術前の消毒の場合に行う。

● 電気焼灼 (でんきしょうしゃく)　　　electrocauterization

電流で加熱した金属製の器械で組織を破壊する治療法。イボやポリープの除去に用いる。

感染症科 ⑬

感染とは，細菌，ウイルスなどの病原性微生物が体内に入り込むことで，その結果起きた疾患を感染症とよぶ。

感染に関する用語

● 易感染性（いかんせんせい）　　　　　　　　　　immunocompromised

感染に対する防御機能が低下して感染症になりやすい状態。

● ウイルス　　　　　　　　　　　　　　　　　　　　virus

DNA と RNA のどちらかしかもたず，生きた細胞内でのみ増殖する最も小さい病原性微生物。抗生物質が効かない。

● 感染（かんせん）　　　　　　　　　　　　　　　　infection

病原性微生物が体内に入り込んだ状態。

● 感染経路（かんせんけいろ）　　　　　　　　　　mode of infection

人体に病原性微生物が侵入してくる経路。

● 感染症（かんせんしょう）　　　　　　　　　　　infection disease

病原性微生物が体内に入り，増殖することによって起こる疾患。

● 寄生虫（きせいちゅう）　　　　　　　　　　　　parasite

他の生物(宿主)内にいて，その生物から栄養源を得ることによってのみ生きていける生物の一種。

● キャリア　　　　　　　　　　　　　　　　　　　carrier

病原菌に感染しているが，感染症の症状はない。他者に感染症をうつす可能性がある状態の者(排菌者) のこと。保菌者ともいう。

● 菌交代症（きんこうたいしょう）　　　　　　　　superinfection

抗生物質の使用により，感染症の原因微生物だけでなく抗生物質に感受性のある常在菌も排除されてしまい，残った細菌が増殖し何らかの異常が出現した状態。

● 空気感染（くうきかんせん）　　　　　　　　　　airy infection

咳やくしゃみにより飛沫が飛び散ることで空気中に浮遊した病原性微生物を，空気と一緒に吸い込むことによる感染。

● クラミジア　　　　　　　　　　　　　　　　　　chlamydia

DNA と RNA の両方をもち，生きた細胞内でのみ増殖する病原性微生物。抗生物質が効く。肺炎やトラコーマ，非淋菌性尿道炎，子宮頸管炎などを引き起こす。

● 経口感染（けいこうかんせん）　　　　　　　　　oral infection

水や食べ物に混入したり，保菌者が排泄した病原性微生物を経口的に摂取することによる感染。ヒトからヒトへ伝染し，腸チフス，赤痢，コレラ，食中毒などを引き起こす。

● 経皮感染（けいひかんせん）　　　　　　　　　　percutaneous infection

蚊などの虫に刺される，動物に咬まれる，汚染された注射針が刺さるなど皮膚の傷口より病原性微生物が入り込む感染。

● 顕性感染（けんせいかんせん）　　　　　　　　　apparent infection

感染して，症状が明確に出た状態をいう。

●原虫 （げんちゅう）　　　　　　　　　　　　　　　　　　　　　　　　　　　protozoa

顕微鏡でないと見えないほどの小さな単細胞性の寄生虫。

●抗生物質 （こうせいぶっしつ）　　　　　　　　　　　　　　　　　　　　　antibiotic

カビの一種から見つかった，病原性微生物やがん細胞の増殖を阻止する成分。

●細菌 （さいきん）　　　　　　　　　　　　　　　　　　　　　　　　　　　bacteria

DNA と RNA の両方をもち，2 分裂で増殖する病原性微生物。人工培地での培養が可能。抗生物質が効く。

●常在菌 （じょうざいきん）　　　　　　　　　　　　　　　　　indigenous bacteria

生体内や皮膚に存在し，いつもは疾患を起こすことなく外部からの微生物の増殖を抑える役目もしている細菌群。

●真菌 （しんきん）　　　　　　　　　　　　　　　　　　　　　　　　　　eumycetes

カビの一種。人工培地で培養できる。

●垂直感染 （すいちょくかんせん）　　　　　　　　　　　　　　　　vertical infection

保菌者の母から，子宮内や出産時に児が感染してしまうこと。

●接触感染 （せっしょくかんせん）　　　　　　　　　　　　　　　　contact infection

病原性微生物が直接皮膚や粘膜につくことによる感染。

●耐性菌 （たいせいきん）　　　　　　　　　　　　　　　　　　　resistant bacteria

薬剤耐性をもった細菌。VRE，MRSA，多剤耐性緑膿菌などが代表的なもので，院内感染を起こす可能性が高い。

●バンコマイシン耐性腸球菌 （ばんこまいしんたいせいちょうきゅうきん）　　　　　　（VRE）

バンコマイシンという抗生物質に耐性をもった細菌。院内感染の原因菌になることが多く，問題となっている。

●ヒト免疫不全ウイルス （ひとめんえきふぜんういるす）　　　　　　　　　　　（HIV）

後天性免疫不全症候群の原因ウイルス。リンパ球に取りつき機能を失わせることにより，免疫機能を低下させる。

●飛沫感染 （ひまつかんせん）　　　　　　　　　　　　　　　　　droplet infection

感染患者の咳やくしゃみで飛び散った飛沫を吸い込むことによる感染。

●病原性微生物 （びょうげんせいびせいぶつ）　　　　　　pathogenic microorganism

微生物のなかで，病気の原因となる種類の微生物のこと。

●日和見感染 （ひよりみかんせん）　　　　　　　　　　　opportunistic infection

抵抗力がなくなったときに，普段は病原性がないか病原性の弱い微生物によって起こる感染症。基礎に免疫力低下を起こす疾患があるため，治療が難しい。

●不顕性感染 （ふけんせいかんせん）　　　　　　　　　　　　　　latent infection

感染しているのに自覚（臨床）症状が出ない。検査により初めて感染がわかるものをいう。

●保菌者 （ほきんしゃ）　　　　　　　　　　　　　　　　　　　　　　　　carrier

病原菌に感染しているが，感染症の症状はない。他者に感染症をうつす可能性がある状態の者（排菌者）のこと。キャリアともいう。

●メチシリン耐性黄色ブドウ球菌 （めちしりんたいせいおうしょくぶどうきゅうきん）　（MRSA）

メチシリンという抗生物質に耐性をもった細菌。院内感染の原因菌となることが多く，問題となっている。

● 薬剤耐性 （やくざいたいせい）   drug rcsistance

微生物が，治療に使用する薬剤に対し抵抗性をもち，死ななくなったこと。

● リケッチア   rickettsia

DNA と RNA の両方をもち，生きた細胞内でのみ増殖する病原性微生物。抗生物質が効く。節
足動物（ノミ，シラミ，ダニ）によって媒介される。

検 査

● ツベルクリン反応 （つべるくりんはんのう）   tuberculin reaction

結核菌への感染の有無を診断する検査の1つ。細胞性免疫獲得の検査としても利用される。

● 培養検査 （ばいようけんさ）   culture test

感染症患者より採取した検体内の原因微生物を培地または細胞内で増やし，その種類や性質を調
べる検査。

● 免疫学的検査 （めんえきがくてきけんさ）   immunological test

病原性微生物（抗原）とそれによってつくられた抗体の存在および量を調べる検査。

● 薬剤感受性検査 （やくざいかんじゅせいけんさ）   antibiotic susceptibility test

感染症の治療に効果のある薬剤を決定するための検査。

疾 患

● インフルエンザ   influenza

インフルエンザウイルスの飛沫感染によって起こり，ときに大流行する。急激な高熱，激しい頭
痛，筋肉痛の症状があり，高齢者など免疫力が低下している人の場合，肺炎の合併で死亡するこ
とも多い。流行性感冒，流感ともいう。

● A型肝炎 （えーがたかんえん）   hepatitis A （HA）

A型肝炎ウイルスの経口感染によって起こる急性肝炎。予後は良い。

● おたふくかぜ   mumps

ムンプスウイルスの飛沫または接触感染によって起こる疾患。耳下腺腫脹が主症状で，腫脹が続
く間は伝染力をもつ。成人してから感染すると重症化することがある。流行性耳下腺炎ともいう。

● 急性灰白髄炎 （きゅうせいかいはくずいえん）   acute anterior poliomyelitis

ポリオウイルスの経口感染によって起こる感染症。後遺症として四肢の弛緩性麻痺を残す。急性
脊髄前角炎，小児麻痺ともいう。

● 急性脊髄前角炎 （きゅうせいせきずいぜんかくえん）   acute anterior poliomyelitis

ポリオウイルスの経口感染によって起こる感染症。後遺症として四肢の弛緩性麻痺を残す。急性
灰白髄炎，小児麻痺ともいう。

● 結核 （けっかく）   tuberculosis （TB）

結核菌の飛沫感染によって起こる感染症。戦前は死亡原因の1位であったが，BCG，抗結核薬
の普及により激減した。しかし現在また罹患率が上がり始めている。

● 後天性免疫不全症候群 （こうてんせいめんえきふぜんしょうこうぐん）   （AIDS）

ヒト免疫不全ウイルスの血液感染および性行為感染により起こる疾患。ヘルパーTリンパ球に感
染しその機能を奪うため，免疫全体の機能不全を起こす。

● C型肝炎（しーがたかんえん） hepatitis C（HC）

C型肝炎ウイルスの血液感染で起こる。慢性化しやすく肝硬変，肝がんへ移行することが多い。

● 重症急性呼吸器症候群（じゅうしょうきゅうせいこきゅうきしょうこうぐん） （SARS）

SARS ウイルス感染症のこと。

● 猩紅熱（しょうこうねつ） scarlet fever

A群β溶血性連鎖球菌の飛沫感染によって起こる疾患。高熱，咽頭痛，発疹などの症状が出現する。

● 小児麻痺（しょうにまひ） acute anterior poliomyelitis

ポリオウイルスの経口感染によって起こる感染症。後遺症として四肢の弛緩性麻痺を残す。急性灰白髄炎，急性脊髄前角炎ともいう。

● 水痘（すいとう） chickenpox

水痘・帯状ヘルペスウイルスの接触および飛沫感染によって起こる疾患。発疹（水痘）が出る。水ぼうそうともいう。

● 性行為感染症（せいこういかんせんしょう） （STD）

性行為による感染症の総称。梅毒，淋病，クラミジア感染症，トリコモナス腟炎などがある。未治療のまま放置すると不妊症や子宮外妊娠などの原因となる。

● 赤痢（せきり） dysentery

赤痢菌が原因となる細菌性赤痢や赤痢アメーバが原因となるアメーバ赤痢がある。下血を伴う下痢や腹痛などの症状が出現する。

● 手足口病（てあしくちびょう） hand, foot and mouth disease

手足口病ウイルスの飛沫感染によって起こる疾患。手，足，口に発疹が出る。小児の感染が多い。

● 伝染性膿痂疹（でんせんせいのうかしん） impetigo contagiosa

ブドウ球菌，連鎖球菌など化膿性細菌により皮膚に膿疱ができる皮膚疾患。とびひともいう。

● とびひ impetigo contagiosa

ブドウ球菌，連鎖球菌など化膿性細菌により皮膚に膿疱ができる皮膚疾患。伝染性膿痂疹ともいう。

● 敗血症（はいけつしょう） sepsis

何らかの細菌感染により血液内に細菌や毒素が侵入し，全身症状を起こした状態。

● 梅毒（ばいどく） syphilis

トリポネーマ・パリダムの接触感染によって起こる慢性特異性炎症性疾患。性行為感染症の1つ。

● はしか measles

麻疹ウイルスの飛沫感染で起こる発疹性の疾患。小児に多く伝染力がきわめて強い。高熱，鼻汁，くしゃみ，全身の発疹と口中にコプリック Koplik 斑とよばれる発疹が出る。麻疹ともいう。

● 破傷風（はしょうふう） tetanus

破傷風菌が傷口より感染することにより起こる疾患。咀嚼筋がこわばって嚥下困難や開口不全(牙関緊急)，全身痙攣，呼吸困難に至る。死亡率が高い。

● B型肝炎（びーがたかんえん） hepatitis B（HB）

B型肝炎ウイルスの血液感染や性行為感染により起こる疾患。垂直感染もある。時に劇症肝炎を起こし死亡する場合がある。垂直感染ではキャリア化しやすい。

● 非結核性抗酸菌感染症（ひけっかくせいこうさんきんかんせんしょう） nontuberculous mycobacterial infection

結核菌と同じ抗酸菌に属するが，結核菌ではない細菌（非結核性抗酸菌）による感染症。人から人に感染を広げることはない。

● 百日咳 （ひゃくにちぜき） whooping cough

百日咳菌の飛沫感染によって起こる急性気道感染症。激しい咳が 4 ～ 6 週間持続する。

● 風疹 （ふうしん） rubella

風疹ウイルスの飛沫感染によって起こる発疹性の疾患。妊婦が感染すると，さまざまな奇形を伴う先天性風疹症候群の児が生まれる可能性がある。三日はしかともいう。

● 扁桃炎 （へんとうえん） tonsillitis

扁桃への感染が原因で炎症を起こした状態。一般に連鎖球菌感染症である。高熱や咽頭の痛み，腫脹などがみられる。

● 麻疹 （ましん） measles

麻疹ウイルスの飛沫感染で起こる発疹性の疾患。小児に多く伝染力がきわめて強い。高熱，鼻汁，くしゃみ，全身の発疹と口中にコプリック Koplik 斑とよばれる発疹が出る。はしかともいう。

● 水ぼうそう （みずぼうそう） chickenpox

水痘・帯状ヘルペスウイルスの接触および飛沫感染によって起こる疾患。発疹（水痘）が出る。水痘ともいう。

● 三日はしか （みっかはしか） rubella

風疹ウイルスの飛沫感染によって起こる発疹性の疾患。妊婦が感染すると，さまざまな奇形を伴う先天性風疹症候群の児が生まれる可能性がある。風疹ともいう。

● 流行性感冒 （りゅうこうせいかんぼう）, 流感 （りゅうかん） influenza

インフルエンザウイルスの飛沫感染によって起こり，ときに大流行する。急激な高熱，激しい頭痛，筋肉痛の症状があり，高齢者など免疫力が低下している人の場合，肺炎の合併で死亡することも多い。インフルエンザともいう。

● 流行性耳下腺炎 （りゅうこうせいじかせんえん） mumps

ムンプスウイルスの飛沫または接触感染によって起こる疾患。耳下腺腫脹が主症状で，腫脹が続く間は伝染力をもつ。成人してから感染すると重症化することがある。おたふくかぜともいう。

治療

● 隔離 （かくり） isolation

感染力の強い感染症の患者を，感染予防のため専用の病室または病棟に離しておくこと。感染を防ぐ目的で免疫力が低下している患者に無菌病棟に入ってもらう場合もある。

● BCG （びーしーじー） (BCG)

結核の予防接種のこと。

● 予防接種 （よぼうせっしゅ） vaccination

感染症の発生を防ぐために，注射などで病原性を失わせた微生物の成分を授与して体内で免疫をつくらせ，自然界からの感染への抵抗力を高める方法。

● ワクチン vaccine

感染予防を目的とし，病原体（病原性微生物）を人為的に加工してつくった抗原の総称。生ワクチン（病原体を弱毒化する），不活化ワクチン（病原体の病原性をなくす），トキソイド（毒素を無毒化して使用する）と，遺伝子の一部を使用したものがある。

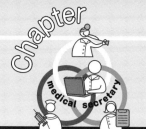

5 検査に関する用語

検査分類 1

● **検体** （けんたい）　　　　specimen

検査のために患者の身体から採取したもの。血液・尿・便・組織の一部など。

● **検体検査** （けんたいけんさ）　　　　laboratory tests

検体を使用した検査。

● **生体検査** （せいたいけんさ）　　　　biopsy

身体に直接機器を使用し身体機能を調べる検査。

● **生理学的検査** （せいりがくてきけんさ）　　　　physiological tests

生体検査のうち，身体に侵襲のない検査。心電図・脳波・筋電図・呼吸機能検査などがある。

血液検査 2

血球および血液凝固因子の検査。

血液一般検査

● **血色素量** （けっしきそりょう）　　　　hemoglobin （Hb）

血色素は赤血球中の成分で，鉄を含み酸素の運搬をする。減少すると鉄欠乏性貧血となる。ヘモグロビン濃度ともいう。

● **血小板数** （けっしょうばんすう）　　　　platelet （PLT）

血小板は血球成分の一種。止血，凝固に関与し，減少すると出血傾向となる。

● **血沈** （けっちん）　　　　（ESR）

抗凝固剤を加えた血液のなかで，赤血球が沈降する速度のこと。赤沈，赤血球沈降速度ともいう。

● **赤沈** （せきちん）　　　　（ESR）

抗凝固剤を加えた血液のなかで，赤血球が沈降する速度のこと。血沈，赤血球沈降速度ともいう。

● **赤血球数** （せっけっきゅうすう）　　　　（RBC）

赤血球は血球成分の一種。ヘモグロビンを含み酸素の運搬を担う。減少すると貧血となる。

● **赤血球沈降速度** （せっけっきゅうちんこうそくど）　　　　（ESR）

抗凝固剤を加えた血液のなかで，赤血球が沈降する速度のこと。血沈，赤沈ともいう。

● **白血球数** （はっけっきゅうすう）　　　　（WBC）

白血球は血球成分の一種。好中球，好酸球，好塩基球，リンパ球，単球があり，病原性微生物より身体を守る生体防御を行う。減少すると，感染しやすくなる。

● 平均赤血球恒数 （へいきんせっけっきゅうこうすう）　　　　　　　　　mean corpuscular constants

赤血球数・ヘモグロビン濃度・ヘマトクリット値より導き出す。赤血球1個当たりの状態を表したもので，これらの組み合わせにより貧血の分類を行う。

● ヘマトクリット値 （へまとくりっとち）　　　　　　　　　　　　　　　　　hematocrit （Ht）

血液全体に占める赤血球容積の割合。

● ヘモグロビン濃度 （へもぐろびんのうど）　　　　　　　　　　　　　　　　hemoglobin （Hb）

ヘモグロビンは赤血球中の成分で，鉄を含み酸素の運搬をする。減少すると鉄欠乏性貧血となる。血色素量ともいう。

● 網赤血球数 （もうせっけっきゅうすう）　　　　　　　　　　　　　　　　reticulocyte count

骨髄より末梢血管内に入ったばかりの幼若な赤血球。溶血性貧血で増加し，再生不良性貧血で減少する。

血液凝固検査

● 活性化部分トロンボプラスチン時間 （かっせいかぶぶんとろんぼぷらすちんじかん）　　　（APTT）

凝固因子のⅠ・Ⅱ・Ⅴ・Ⅷ・Ⅸ・Ⅹ・Ⅺ・Ⅻ，ビタミンKの欠乏の有無を知るための検査。

● 血液凝固検査 （けつえきぎょうこけんさ）　　☞ 75 ページ参照　　　blood clotting test

● 出血時間 （しゅっけつじかん）　　　　　　　　　　　　　　　　　　　bleeding time

血小板と毛細血管の機能検査。耳たぶを傷つけ出血が止まるまでの時間を測定する。

● トロンボテスト　　　　　　　　　　　　　　　　　　　　　　　　　thrombo test （TT）

凝固因子のⅡ・Ⅶ・Ⅸ・Ⅹ，ビタミンKの欠乏の有無を知るための検査。

● フィブリン分解産物 （ふぃぶりんぶんかいさんぶつ）　　　　　　　　　　　　　　（FDP）

一度凝固した血液が溶解したときにできる物質。これがあれば血管内で異常な血液凝固が起こっているという証拠になる。播種性血管内凝固症候群の検査の1つ。

● プロトロンビン時間 （ぷろとろんびんじかん）　　　　　　　　　　prothrombin time （PT）

凝固因子のⅠ・Ⅱ・Ⅴ・Ⅶ・Ⅹ，ビタミンKの欠乏の有無を知るための検査。

● 毛細血管抵抗試験 （もうさいけっかんていこうしけん）　　　　　　　capillary fragility test

皮膚毛細血管壁の機能検査。腕などに圧力をかけ，皮膚面に出現する内出血斑の数を見る。

生化学検査　③

血清中の化学成分の検査。

糖

● アセトン体 （あせとんたい）　　　　　　　　　　　　　　　　　　　　acetone body

糖質の供給が不足した場合に脂肪をエネルギー源として使用し，その結果生成された物質。糖尿病，栄養不良時に増加する。ケトン体ともいう。

● 空腹時血糖値 （くうふくじけっとうち）　　　　　　　　　　　　　　　　　　（FBS）

食事の影響が出ないように採血した血液中のブドウ糖量 （血糖値）。

● グルコース　　　　　　　　　　　　　　　　　　　　　　　　　　　glucose（Glc, Glu, G）

血中の主な糖成分。大多数の生物の良質なエネルギー源。血糖，ブドウ糖ともいう。

● 血糖（けっとう）　　　　　　　　　　　　　　　　　　　　　　　　　　blood sugar（BS）

血中の主な糖成分。大多数の生物の良質なエネルギー源。グルコース，ブドウ糖ともいう。

● ケトン体（けとんたい）　　　　　　　　　　　　　　　　　　　　　　　　　ketone body

糖質の供給が不足した場合に脂肪をエネルギー源として使用し，その結果生成された物質。糖尿病，栄養不良時に増加する。アセトン体ともいう。

● 随時血糖値（ずいじけっとうち）　　　　　　　　　　　　　　　　　　　　　　　　（CPG）

食事の時間に関係なく採血した血液中のブドウ糖量（血糖値）。糖尿病の診断に重要な検査。

● ブドウ糖（ぶどうとう）　　　　　　　　　　　　　　　　　　　　glucose（Glc, Glu, G）

血中の主な糖成分。大多数の生物の良質なエネルギー源。グルコース，血糖ともいう。

● ヘモグロビン A_{1c}（グリコヘモグロビン）（へもぐろびんえーわんしー）　　hemoglobin A_{1c}（HbA_{1c}）

ブドウ糖と結合したヘモグロビン。食事の影響がなく，過去１〜２カ月の平均血糖値を反映するので，長期の血糖推移をみるときに有用。糖尿病の検査の１つ。

脂　質

● HDL-コレステロール（えいちでぃーえるこれすてろーる）　　　　　　　　　　　　（HDL-C）

血管壁に付着したコレステロールを取り去り動脈硬化を予防するため，善玉コレステロールともよばれる。

● LDL-コレステロール（えるでぃーえるこれすてろーる）　　　　　　　　　　　　　（LDL-C）

血液中を流れて各組織にコレステロールを運ぶが，多くなりすぎると動脈硬化の原因となるので，悪玉コレステロールともよばれる。

● 総コレステロール（そうこれすてろーる）　　　　　　　　　　total cholesterol（Tcho）

血清のコレステロール濃度。HDL・LDL-コレステロール値などとともに動脈硬化の指標となる。

● 総脂質（そうししつ）　　　　　　　　　　　　　　　　　　　　　　　　　　total lipid

血清中の脂肪成分の総称。食物から吸収されたものと肝臓で合成されたものとがあり，細胞の構成のほか，エネルギー源，ホルモンの原料などとなる。

● 中性脂肪（ちゅうせいしぼう）　　　　　　　　　　　　　　　　　triglyceride（TG）

貯蔵エネルギー源。脂質異常症の検査に利用されるが，食事の影響が大きいため採血時間には注意が必要。トリグリセリドともいう。

● トリグリセリド　　　　　　　　　　　　　　　　　　　　　　　triglyceride（TG）

貯蔵エネルギー源。脂質異常症の検査に利用されるが，食事の影響が大きいため採血時間には注意が必要。中性脂肪ともいう。

● 非エステル型脂肪酸（ひえすてるがたしぼうさん）　　　　　　　　　　　　　　　　（NEFA）

貯蔵された中性脂肪がエネルギーとして利用されるときに，アルブミンと結合して血液中に現れた形。遊離脂肪酸ともいう。

● 遊離脂肪酸（ゆうりしぼうさん）　　　　　　　　　　　　　　　　　　　　　　　　（FFA）

貯蔵された中性脂肪がエネルギーとして利用されるときに，アルブミンと結合して血液中に現れた形。非エステル型脂肪酸ともいう。

● リポ蛋白 （りぽたんぱく） lipoprotein （Lp）

脂質と蛋白質の複合体。電気泳動法により分画し，脂質異常症の型の判別に使用される。

● リン脂質 （りんししつ） phospholipid （PL）

リン酸を含む脂質で細胞膜の構成成分。肝・胆道系疾患の判定に使用される。

蛋白質

● アルブミン albumin （Alb, alb, ALB）

血清に含まれる蛋白質。肝臓で合成され，血液浸透圧の維持，脂溶性物質の運搬，栄養分として利用され，栄養状態，肝・腎障害などの評価指標となる。低下すると浮腫を起こす。

● アルブミン／グロブリン比 （あるぶみん／ぐろぶりんひ） （A/G）

アルブミンとグロブリンの比率。主にアルブミン減少のスクリーニングを行う検査。

● グロブリン globulin （glob, G）

血清に含まれる蛋白質。肝臓で生成される α・β グロブリンは脂質などの運搬を，リンパ球で生成される γ グロブリンは免疫に関与する。

● 血清総蛋白質 （けっせいそうたんぱくしつ） total protein （TP）

アルブミンとグロブリンの総量。

非蛋白性窒素成分

● アンモニア ammonia （NH_3）

蛋白質の中間代謝物で，肝臓で最終産物の尿素窒素に変換される。肝機能障害の指標となる。

● クレアチニン creatinine （Cr）

クレアチンの代謝産物で，腎機能の指標となる。

● クレアチン creatine

筋肉の収縮に必要なエネルギー源で，筋疾患のスクリーニングに使用。

● 血中尿素窒素 （けっちゅうにょうそちっそ） （BUN）

蛋白質の最終代謝産物であるアンモニアを肝臓で無毒化したもの。腎臓の機能障害の指標となる。

● 尿酸 （にょうさん） uric acid （UA）

核酸の最終代謝産物で，痛風，高尿酸血症の診断の指標となる。

酵素

● アミラーゼ amylase （AMY, Amy）

糖質分解酵素。膵炎の診断や経過の把握のために行われる。

● アルカリ性ホスファターゼ （あるかりせいほすふぁたーぜ） alkaline phosphatase （ALP）

全身に存在する酵素で，肝・胆道系疾患と骨代謝状態の診断，経過把握のために行われる。

● アルドラーゼ aldolase （ALD）

骨格筋にみられる解糖系の酵素。筋疾患の診断に使用される。

● AST （えーえすてぃー） aspartate aminotransferase

肝細胞，骨格筋，心臓に多い酵素で，これらが傷つくと血中に出るため，疾患の検出，程度，経過の把握のために重要。以前は GOT とよばれていた。

●ALT (えーえるてぃー)　　　　　　　　　　　　　　　　　　　　　　　　　alanine aminotransferase

肝細胞に多い酵素で，肝細胞が傷つくと血中に出る。肝疾患の診断と，程度，経過の把握のために重要。以前は GPT とよばれていた。

● γ-グルタミルトランスフェラーゼ (がんまぐるたみるとらんすふぇらーぜ)　　　　　　　　　（γ-GT）

肝障害や胆道性疾患などの把握のために有用である。特にアルコール性肝障害の状態把握に使用される。γ-グルタミルトランスペプチダーゼ（γ-GTP）ともよばれる。

●クレアチンキナーゼ　　　　　　　　　　　　　　　　　　　　　　　　　creatine kinase（CK）

筋肉にある酵素で，心筋と骨格筋の障害で血中に出てくる。心臓を含む筋疾患の診断に有用。

●コリンエステラーゼ　　　　　　　　　　　　　　　　　　　　　　　　　cholinesterase（ChE）

栄養状態の評価，脂肪肝，有機リン中毒の診断などのために行われる。

●酸性ホスファターゼ (さんせいほすふぁたーぜ)　　　　　　　　　　　　acid phosphatase（ACP）

前立腺のほか肝臓や脾臓にもある物質で，その組織が障害されると血液中に出てくる。主に前立腺がんの診断のために行われる。

●乳酸脱水素酵素 (にゅうさんだっすいそこうそ)　　　　　　　　　　lactate dehydrogenase（LDH）

広く体内の細胞内にあり，細胞に異常があると血中に出てくる。LDH が高値になることで肝臓，心臓での疾患を疑うことができる。

ビリルビン

●間接ビリルビン (かんせつびりるびん)　　　　　　　　　　　　　　　indirect bilirubin（I-Bil）

グルクロン酸と結合していないビリルビン。溶血による黄疸の診断に有用。

●血清ビリルビン (けっせいびりるびん)　　　　　　　　　　　　　　　　　　　bilirubin（Bil）

破壊された赤血球から流出したヘモグロビンを原料とし，肝臓で合成される。胆汁内に分泌され腸管内に排泄される。黄疸や肝機能障害の状態を推測するために行われる。

●総ビリルビン (そうびりるびん)　　　　　　　　　　　　　　　　　　total bilirubin（T-Bil）

直接ビリルビンと間接ビリルビンの総称で黄疸の有無の判定のために使用。

●直接ビリルビン (ちょくせつびりるびん)　　　　　　　　　　　　　　direct bilirubin（D-Bil）

グルクロン酸と結合している水溶性のビリルビンで，胆汁中に排泄される。肝疾患，胆道系疾患が原因の黄疸時に上昇する。

電解質

●カリウム　　　　　　　　　　　　　　　　　　　　　　　　　　　　　potassium（K）

細胞内の浸透圧維持および酸塩基平衡の維持に関与し，神経，筋肉の興奮伝達を行う。腎不全で高値となる。

●カルシウム　　　　　　　　　　　　　　　　　　　　　　　　　　　　　calcium（Ca）

骨の代謝，血液凝固に関与。副甲状腺ホルモンとビタミン D の代謝異常の診断のために行われる。

●総鉄結合能 (そうてつけつごうのう)　　　　　　　　　　　　　　　　　　　　（TIBC）

血漿中のトランスフェリンが結合できる鉄の総量。鉄欠乏性貧血時の検査の1つ。

●鉄 (てつ)　　　　　　　　　　　　　　　　　　　　　　　　　　　　　iron（Fe）

ヘモグロビンの構成物質。鉄欠乏性貧血の検査項目の1つ。

●ナトリウム   sodium（Na）

クロール（Cl）とともに細胞外液の浸透圧維持と酸塩基平衡の調節に関与。

●不飽和鉄結合能（ふほうわてつけつごうのう）   （UIBC）

鉄と結合していないトランスフェリンの量。鉄欠乏性貧血で増加。

免 疫 検 査　4

抗原や抗体に関する検査。

検体検査

●HIV 抗体（えいちあいぶいこうたい）   HIV antibody

ヒト免疫不全ウイルスの感染により生成された抗体を検出する検査。

●HA 抗体（えいちえーこうたい）   hepatitis A antibody

A 型肝炎ウイルスの感染により生成された抗体を検出する検査。

●HC 抗体（えいちしーこうたい）   hepatitis C antibody

C 型肝炎ウイルスの感染により生成された抗体を検出する検査。

●HTLV-Ⅰ抗体（えいちてぃーえるぶいいちこうたい）   human T lymphotropic virus Ⅰ antibody

成人 T 細胞白血病（ATL）を起こすウイルスの感染を調べる検査。

●HB 抗原（えいちびーこうげん）   hepatitis B antigen

B 型性肝ウイルスを検出する検査。

●HB 抗体（えいちびーこうたい）   hepatitis B antibody

B 型肝炎ウイルスの感染により生成された抗体を検出する検査。抗体の種類により，現在の感染
か過去の感染かを区別する。

●寒冷凝集反応（かんれいぎょうしゅうはんのう）   cold agglutination reaction（CA）

マイコプラズマ感染の検査。

●クームス試験（くーむすしけん）   Coombs test

赤血球を破壊する抗体の検査。抗グロブリン試験ともいう。

●抗核抗体（こうかくこうたい）   antinuclear antibody（ANA）

核内の物質（DNA や RNA）と反応する抗体の検査。膠原病のスクリーニング検査として利用
される。

●抗グロブリン試験（こうぐろぶりんしけん）   antiglobulin test（AGT）

赤血球を破壊する抗体の検査。クームス試験ともいう。

●C 反応性蛋白（しーはんのうせいたんぱく）   （CRP）

炎症性疾患のスクリーニング検査。

●特異的 IgE 検査（とくいてきあいじーいーけんさ）   specific immunoglobulin E test（sIgE）

アレルギーの原因物質（アレルゲン）に特に反応する免疫グロブリン E を測定する。

●免疫グロブリン G（めんえきぐろぶりんじー）   immunoglobulin G（IgG）

免疫グロブリンのなかで最も分子量が小さく，量が多い。胎盤を通過できるため，母体より胎児
に移行し出産直後の乳児を感染より守る。

● リウマチ因子 （りうまちいんし）　　　　　　　　　　　　　　　　　　　　rheumatoid factor （RF）

膠原病の1つである関節リウマチ（RA）の検査。

その他の検査 ⑤

● 眼底検査 （がんていけんさ）　　　　　　　　　　　　　　　　　　　　　　　　funduscopy

眼底の網膜の状態や血管の状態を調べる検査。

● クリアランステスト　　　　　　　　　　　　　　　　　　　　　　　　　　　clearance test

血中の老廃物や人工的に投与された異物などがどの程度排泄されるかを見る検査。肝臓，腎臓の機能検査の1つ。

● 経皮的動脈血酸素飽和度 （けいひてきどうみゃくけつさんそほうわど）　　　　　　　　　　　　（SpO_2）

動脈血中の酸素濃度のこと。パルスオキシメーターなど指に挟む機器で測定でき，連続して測定が可能。

● 腫瘍マーカー （しゅようまーかー）　　　　　　　　　　　　　　　　　　　　　tumor marker

がんの発生により血中に現れる特殊な蛋白質成分。がんの発生場所により種類が違うため，診断に利用される。日本語に訳されているものは少ないので名称は略語で覚えるとよい。

● 負荷試験 （ふかしけん）　　　　　　　　　　　　　　　　　　　　　　　　provocation test

身体に何らかの負荷を与えそれにより起こる反応を見る検査。

病理検査 ⑥

組織や細胞の変化を調べる検査。

● 検体採取 （けんたいさいしゅ）　　　　　　　　　　　　　　sampling of biological specimen

検体検査に必要な身体の一部を採取すること。

● 細胞診 （さいぼうしん）　　　　　　　　　　　　　　　　　　　　　　　　　cytodiagnosis

身体より剥離した細胞を使用し，標本をつくり検査する方法。

● 術中迅速診断 （じゅつちゅうじんそくしんだん）　　　　　　　　intraoperative rapid diagnosis

手術中に摘出された組織から素早く組織標本をつくり，がん細胞の有無やリンパ節への転移などを検査すること。結果により手術の方針を決定する。

● 生検 （せいけん）　　　　　　　　　　　　　　　　　　　　　　　　　　　　　biopsy

疾患で変化した部分を小さく切除し，病理検査を行うこと。

● 穿刺 （せんし）　　　　　　　　　　　　　　　　　　　　　　　　　　　　　puncture

検査検体の採取や治療のため，身体に針を刺すこと。刺す場所により腰椎穿刺，骨髄穿刺などとよばれる。

● パパニコロの分類 （ぱぱにころのぶんるい）　　　　　　　　　　　Papanicolaou classification

細胞診での判定の方法。class I から class V までに分類され，クラスが上がるほど悪性腫瘍である可能性が高いとされる。

●針生検（はりせいけん）　　　　　　　　　　　　　　　　　　　　　　　　　　needle biopsy

患部に針を刺し，細胞や組織の一部を採取し，病理検査を行うこと。

●病理検査（びょうりけんさ）　　　　　　　　　　　　　　　　　　pathological examination

生体から切り離された身体の一部の顕微鏡標本をつくり，そのなかに病的変化がないかを観察する検査。

●病理診断（びょうりしんだん）　　　　　　　　　　　　　　　　　pathological diagnosis

病理検査の結果を病理医が診断すること。この結果により臨床医は治療方針を決める。

●剖検（ほうけん）　　　　　　　　　　　　　　　　　　　　　　　　　　　　　　autopsy

病理解剖のこと。病院で死亡した患者の死因を確認するための解剖。診断や治療の確認や，以後の治療に役立てることを目的とする。

画 像 検 査 7

検査結果を直接フィルムや画像で見ることのできる検査。

●X線撮影（えっくすせんさつえい）　　　　　　　　　　　　　　　　　　　　　　（X-P）

放射線の一種であるX線を利用した検査。X線が物によって透過度が違うことを利用し，人体を透過したX線でフィルムを感光させ体内の状態を知る。

●核医学（かくいがく）　　　　　　　　　　　　　　　　　　　　　　nuclear medicine

放射性同位元素を使用し，診断や治療を行う医学分野。

●画像診断（がぞうしんだん）　　　　　　　　　　　　　　　medical image diagnosis

体内の情報を画像化し，診断に利用する方法。X線撮影，CT，MRI，超音波，赤外線画像，核医学などがある。

●血管造影（けっかんぞうえい）　　　　　　　　　　　　　　　　　　　　　　angiography

血管内に造影剤を注入し，X線撮影を行う検査。血管内の様子を知るために行う。

●コンピュータ断層撮影（こんぴゅーただんそうさつえい）　　　　computed tomography（CT）

360度すべての方向から撮影されたX線画像データをコンピュータ処理し，人体の断面を見ることができるようにした検査。近年のCTは3D画像にもできる。

●サーモグラフィー　　　　　　　　　　　　　　　　　　　　　　　　　thermography

皮膚面の温度分布を画像にする検査。末梢の血液循環や炎症部などの診断に利用される。

●磁気共鳴画像（じききょうめいがぞう）　　　　　　　　　　　　　　　　　　　（MRI）

強力な磁場のなかで体内の水素原子が変化する様子を画像化した検査。CTと違い放射線を使用しないだけでなく，さまざまな方向からの断面を見ることができる。

●磁気共鳴血管造影（じききょうめいけっかんぞうえい）　　　　　　　　　　　　　（MRA）

MRIで得られたデータを特に血管の部分をわかりやすく画像に構成したもの。MRI用の造影剤を使用する場合もある。

●子宮卵管造影（しきゅうらんかんぞうえい）　　　　　　hysterosalpingography（HSG）

腔より子宮内に造影剤を注入しX線撮影を行う検査。子宮内の変化のほか，卵管の狭窄や閉塞を知ることができる。

● シンチグラム　　　　　　　　　　　　　　　　　　　　　　　　　　　　　　scintigram

体内に放射性同位元素を投入し，それが目的部位に集まる様子を画像に記録したもの。

● 造影剤（ぞうえいざい）　　　　　　　　　　　　　　　　　　　　　　　　contrast medium

造影法に使用する X 線を透過しない物質。MRI 用の造影剤もある。

● 断層撮影法（だんそうさつえいほう）　　　　　　　　　　　　　　　tomography（Tomo）

放射線の量を調節することにより，身体の一定の深さの部分を X 線撮影する方法。

● 超音波検査（ちょうおんぱけんさ）　　　　　　　　　　　ultrasonography（US, Echo）

超音波を身体表面から当て臓器からの反射を画像化した検査。身体への負荷が少なく，胎児の検査としてもよく使用される。

● デジタル X 線撮影（でじたるえっくすせんさつえい）　　　　　　　　digital radiography

X 線撮影で人体を透過した X 線を，フィルムの代わりに X 線検出器で受け，デジタル信号に直しコンピュータで処理したもの。今はこちらが主流である。

● デジタルサブトラクション血管造影（でじたるさぶとらくしょんけっかんぞうえい）　　　（DSA）

血管造影をデジタル X 線撮影の方法を使って撮影したもの。造影剤を注入しながらリアルタイムにモニター上に映し出すことも可能。

● 内視鏡（ないしきょう）　　　　　　　　　　　　　　　　　　　　　　　endoscope

現在ではグラスファイバーを使用したファイバースコープが主流となっている。体内に入れて検査・治療に使用される管状の機器。

● 内視鏡検査（ないしきょうけんさ）　　　　　　　　　　　　　　　　　　endoscopy

内視鏡を使用し，体内を観察する方法。観察するだけでなく検体採取や治療を同時に行うことも多い。

● マンモグラフィ　　　　　　　　　　　　　　　　　　　　　　　　　　mammography

乳房の X 線撮影。乳がんの診断に不可欠の検査。乳房内の石灰化や微細な腫瘍をみつけることができる。

● 陽電子放射断層撮影（ようでんしほうしゃだんそうさつえい）　　　　　　　　　　　（PET）

がん細胞がブドウ糖を多く取り込む性質を利用し，ブドウ糖を放射標識（ポジトロン）した薬剤を体内に入れ，その薬剤が集まる様子を調べる検査。

● ヨード造影剤（よーどぞうえいざい）　　　　　　　　　　iodine contrast medium

CT，血管造影などで使用される造影剤。

● 硫酸バリウム（りゅうさんばりうむ）　　　　　　　　　　　barium sulfate（BaSO$_4$）

造影剤の1つで，消化管造影検査全般に使用する。水に懸濁させたものを飲んで上部消化管を，肛門より大腸内へ注入して下部消化管を造影する。

〔執筆者〕

井上　肇　　　聖マリアンナ医科大学　形成外科・再生医療学

瀧本美也　　　早稲田速記医療福祉専門学校

新 医療秘書医学シリーズ　7
三訂 医療用語

2012 年（平成 24 年）3 月 30 日　初版発行～第 6 刷
2017 年（平成 29 年）11 月 10 日　改訂版発行～第 4 刷
2021 年（令和 3 年）9 月 30 日　三訂版発行

編　者　　医療秘書教育全国協議会
著　者　　井　上　　　肇
　　　　　瀧　本　美　也
発行者　　筑　紫　和　男
発行所　　株式会社 建帛社
　　　　　　　　　KENPAKUSHA

〒112-0011　東京都文京区千石 4 丁目 2 番 15 号
　　　　　　TEL（03）3944-2611
　　　　　　FAX（03）3946-4377
　　　　　　https://www.kenpakusha.co.jp/

ISBN 978-4-7679-3736-6　C3047　　　　信毎書籍印刷／田部井手帳
ⓒ医療秘書教育全国協議会，2012, 2017, 2021.　　Printed in Japan
（定価はカバーに表示してあります）

　医師は，患者や患者の家族が日常の言葉で話す症状や経過を，医療専門用語で診療録（カルテ）に記し，看護師
検査技士・薬剤師などは，診療録に記された事柄や指示に従って検査を実施したり，薬を処方したりしています。ま
医療職間の会話や口頭での指示も専門用語を使って行われます。

診　療　録

2 保険者番号				氏名	福原愛子 男・⼥		公費負担者番号①	
被保険者証	記号・番号						受給者番号①	
被保険者手帳	有効期限	令和　年日		明・大・昭・平・令　　年 月 日生			公費負担者番号②	
資格取得		令和　年日	受診者	住所			受給者番号②	
被保険者氏名		福原正一				保険者	所在地	
事業所（船舶所有者）	所在地			職業		妻	名　称	
	名　称							

疾　病　名	職務	開　始	終　了	転　帰	期間満了予定
(1) S 状結腸憩室出血（主）	上外		年 月 日	治ゆ・死亡・中止	年　月
(2) 心臓弁膜症の疑い	上外		年 月 日	治ゆ・死亡・中止	年　月
	上外		年 月 日	治ゆ・死亡・中止	年　月
	上外		年 月 日	治ゆ・死亡・中止	年　月

既往症・原因・主要症状・経過	処方・手術・処置等
令和 2 年 10 月 24 日　20：15 本日夕方より**下血**多量　赤黒い下血あり 昨日昼過ぎより左**下腹部**痛あり 昨日夕方より水分接種のみで食事はできていない 歩行困難のため救急車にて搬送 3 週間前から胸の締め付け感あり 緊急に**検体検査**　20：30 緊急に**画像診断**　20：40 入院時検査にて **ECG**（陰性 T 波あり） ST 波異常なし 明日心エコー予定 結腸穿孔を疑い緊急**内視鏡**検査施行 S 状結腸の**憩室**より出血あり 緊急に**止血**術実施 SpO$_2$　95%	令和 2 年 10 月 24 日 検尿：**尿一般，尿沈渣**（鏡検法） 検血：**末梢血一般，**末梢血液像（自動機械法），ESR， 　　　T-Bil，D-Bil，AST，ALT，BUN， 　　　クレアチニン，UA，Na，Cl，LAP，γ-GT， 　　　ALP，TTT，ZTT，CK，アルブミン，CRP 腹部 **X-P**（撮影 2 回）電子画像管理 胸部 **X-P**（撮影 1 回）電子画像管理 ECG（12） 小腸結腸**内視鏡**的止血術　21：30 　　**グリセリン浣腸**「オヲタ」50%　120 mL　1 個 　　キシロカインゼリー 2%　5 mL 　　ソリューゲン G500 mL　1 V 　　トロンビン液「モチダ」ソフトボトル 10 mL　1 キット DIV　ポタコール R 輸液　500 mL　1 V 　　アドナ 50 mg　10 mL　1 A 　　プラスチックカニューレ型静脈内留置針（標準）1 本 　　アドナ 50 mg　10 mL　1 A 酸素吸入　3 L/ 分